1

医科歯科連携を
始めるためのノウハウ

1 がん患者の口腔管理：
保険収載の周術期口腔機能管理に精通しよう

1-1 周術期口腔機能管理が保険収載された背景とは

　がん治療、特に化学療法や放射線療法によって、副作用としての様々な口腔トラブルが発生しますが、がん治療の開始前から徹底した口腔清掃などの口腔管理を行うことにより、口腔合併症の発生を抑え、がん治療が計画どおりに終了することにつながることはこれまで述べてきたとおりです。また、がん手術の前後の周術期に、歯科医師による口腔管理を行う意義は、図イ-1のように、術後の誤嚥性肺炎の発生リスクを下げる、頭頸部や食道の再建手術における術後合併症の発生リスクを下げる、術後の経口摂取再開を早める、入院日数を削減することができる、手術時の気管内挿管によって歯牙の破折や脱落などの事故の発生リスクを下げる、などの様々な有用性が認められることにあります。

　このようながん治療における口腔管理について、厚生労働省もその必要性を認め、平成24年度診療報酬改定において周術期口腔機能管理計画策定料、周術期口腔機能管理料（Ⅰ）、（Ⅱ）、（Ⅲ）、周術期専門的口腔衛生処置が新たに保険収載されました。さらに平成26年度診療報酬改定においては、周術期における口腔管理のための医科歯科相互の連携を目的として、医科点数表に歯科医療機関連携加算が、医科および歯科点数表にそれぞれ周術期口腔機能管理後手術加算が新設されました。

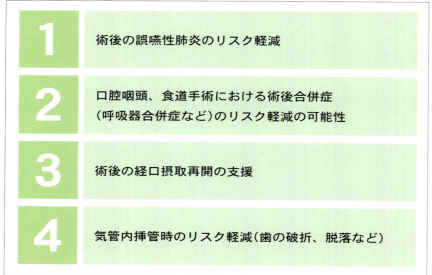

図イ-1　周術期・歯科介入の意義（参考文献1より引用改変）。

1-2
がん対策推進基本計画でも位置づけされている周術期口腔機能管理

　また、平成24年6月に改訂された「がん対策推進基本計画」においても、「がん治療における医科歯科連携による口腔ケアの推進」が取り組むべき施策として新たに記載された他、「手術療法による合併症予防や術後の早期回復のため、口腔機能・衛生管理を専門とする歯科医師との連携を図り、質の高い周術期管理体制を整備する」ことが明記されました。さらに、がん医療に携わる専門的な医療従事者の育成として、「放射線療法、化学療法、緩和ケア、口腔ケア等のがん医療に専門的に携わる医師や歯科医師をはじめ、薬剤師や看護師等の医療従事者の育成が依然として不十分である」との現状認識から、「より効果的な研修体制を検討し、地域のがん医療を担う医療従事者の育成に取り組む」としています[2]。

　このように、がん治療としての手術・化学療法・放射線療法を行う際の口腔管理の有用性が保険点数として認められたことに加えて、わが国のがん対策の中核となる「がん対策推進基本計画」にも、がん治療における口腔管理の有用性とさらなる推進に取り組むべきと記載されたことはたいへん有意義なことですが、逆の見方をすれば、われわれ歯科医師は、がん治療の際に口腔管理を行う義務と責任を負ったともいえます。

COLUMN　がん治療に関わるなんてとんでもない？実は通常の診療で十分です

　現在のところ、周術期口腔機能管理料などの算定は、歯科が併設されている病院では積極的になされていますが、歯科のない病院と開業歯科医院との間ではほとんど行われていないのが現状のようです。その理由としては、医科側のがん治療における口腔管理の有用性に対する認識が依然として低いこと、医科と歯科の双方に具体的な連携にあたっての心理的、実務的な壁があること、歯科側にがん治療という不慣れな医療に対する不安があること、などがあると思われます。口腔外科を経験したことのない歯科医師にとっては、「がん治療に関わるなんて、とてもできない」と考えるのも無理からぬことでしょう。しかし、周術期口腔機能管理というのは、われわれ開業医が普段行っている、口腔内の診査、ブラッシング指導や歯石除去、手術までの間にできうる治療を優先順位をつけて行うことなどで、特別大変なものではありません。患者もその時点では全身的には異常のない人がほとんどですし、普通の歯科診療と変わりはありません。がん治療の始まる前から口腔管理をしっかりと行い、口腔環境を整えることこそががん治療を成功に導く鍵ともいえるのです。

2 周術期口腔機能管理の流れ

2-1 歯科のない病院と連携する場合

周術期口腔機能管理の流れは、手術や化学療法、放射線療法を行う病院に歯科がある場合と、歯科がない場合では多少異なります。

歯科のない病院との連携は（図イ-2）、

① 入院前に予定している手術などの内容について記載された周術期口腔機能管理依頼書（診療情報提供書）（P.18）を持って患者が歯科医院を受診する。

② 患者の口腔内を精査したうえで周術期口腔機能管理計画書（P.19）を作製し、これに従って検査、治療、セルフケアの指導などを行います。

③ 処置終了時には、周術期口腔機能管理報告書（P.20）を患者に文書提供すると同時に、口腔管理経過報告書（P.21）により医科主治医に情報提供します。

入院中の患者への訪問診療の依頼には、P.22のような口腔アセスメント表を用いて、その時点の口腔内の状態を評価し、具体的な実施内容や連絡事項などを口腔管理経過報告書（P.21）に記載します。

④ 患者が手術などを終えて退院した後は、再び歯科医院を受診してもらい（診療情報提供書）、口腔内の状態を精査して必要な治療や経過観察などを継続して行い、今後、更なるがん治療が必要になった場合に備えて口腔環境を良好に整えておくことが大切です。

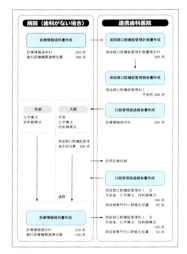

図イ-2 周術期口腔機能管理の連携チャート（歯科のない病院と歯科医院との間の連携）。詳細はP.15に掲載。

2-2 歯科のある病院と連携する場合

病院歯科が地域の歯科医院と協働して、口腔機能管理を行う連携です。医科での診療情報や患者の口腔についての情報を、病院歯科が文書（周術期口腔機能管理計画書、診療情報提供書）で歯科医院に口腔機能管理を依頼し、歯科医院において口腔内の検査や診査、ブラッシング指導や歯石除去などの処置を行った後、周術期口腔機能管理報告書（P.20）を患者に提供し、周術期口腔機能経過報告書（P.21）を病院歯科へ送付します。

病院に歯科がある場合やない場合などを含めた、周術期口腔機能管理の連携や文書の例については、サンスター（株）のホームページ「がん治療における口腔機能管理の診療報酬を得るための手続きについて」（sunstar.toorie.co.jp/cancer/index2.html）にも掲載・公開されていますので、ご参照ください。

3 歯科医院で行う周術期口腔機能管理の内容

3-1 通常の治療で十分

連携する歯科医院で手術などの前に行う周術期口腔機能管理の内容としては、①がん治療における口腔管理の必要性についての説明、②口腔内診査、歯周基本検査、③セルフケア方法（ブラッシング、舌や口腔粘膜、義歯）の説明と指導、④歯石除去、機械的歯面清掃、⑤う蝕、歯周病、義歯などに対する可及的治療、について時間の許す限りの最大限の指導と治療・処置を行います（図イ-3）。

がん治療が始まるまでの時間は、2～3週間であることが多く、治療が必要な場合はこの期間内に終了するように、優先度の高いものから順に行うようにします。治療の完了が期間内に見込まれない場合でも、優先度が高いと判断される時には応急処置を行い、がん治療の終了後に治療を再開して治療の完了をめざします。

①がん治療における口腔管理の必要性についての説明
がん治療が始まる前に、歯石除去などの口腔清掃、正しいセルフケア方法の体得、必要な治療の施行、などの口腔管理を行っておくことこそが、低栄養や術後感染などの合併症を防ぎ、がん治療を成功に導く鍵であることを患者に説明します。

↓

②口腔内診査、歯周基本検査
通常の歯科診療とまったく同じように診査・検査を行います。義歯を装着している場合は、口腔粘膜の褥創の有無、義歯の安定性や適合性などについて診査します。
また、舌苔の有無や口腔粘膜の異常についても診査することが重要です。

↓

③セルフケア方法の説明と指導
まず歯周基本検査の結果を患者に説明した上で、通常と同じようにブラッシング指導を行います。その後、舌ブラシやスポンジブラシを用いた舌苔除去の方法やスポンジブラシを用いた口腔粘膜の清掃方法（清拭）を説明・指導します。さらに義歯の清掃方法についても患者や家族に指導することが重要です。

↓

④歯石除去、機械的歯面清掃
通法どおりの歯石除去と機械的歯面清掃を行いますが、歯肉縁下深部まで歯石がある場合は、がん治療開始までに再診が可能な場合を除き、あまり深い部分まで無理に除石しないようにします。

↓

⑤う蝕、歯周病、義歯などに対する可及的治療

図イ-3　周術期口腔機能管理の内容。

4 どうやってとっかかりをつければいいの？という疑問に答えて

4-1 どうすれば病院との連携ができるのか

黙っていても周術期のがん患者を次々に病院から歯科医院に紹介してくれることはありません。病院との連携を作るには、まず最初に歯科医院の方から病院事務などに連絡し、がん患者の周術期口腔機能管理についての連携を取りたいとの希望を伝える必要があります。歯科がない病院では、周術期口腔機能管理について周知されていない場合が多いため、歯科医院側から病院へ出向いて、がん治療医や事務担当者に周術期口腔機能管理の意義や方法などについて説明することも必要になります。病院側の理解が得られれば、具体的な内容について話を進め、連携ができ上がることになります。

4-2 STEP 1 病院を選ぶ

まず、どういう病院と連携を取りたいのかを考えます。大病院が一歯科医院と連携することはほとんどあり得ません。また、公立の病院は手続きなどの意思決定に時間がかかることが多いようです。そこで、図イ-4のような点を考慮しながら病院を選ぶのも一考です。

医師や事務に知り合いがいる

できるだけ病院運営に影響力のある人（理事長、院長、副院長、各科の部長、看護部長、事務長など）が望ましく、口腔ケアや歯科の重要性に理解があればなお良いと思います。人脈を活用し、決定権に近い人を探してください。

私立の病院

私立の病院はトップダウンで物事が進みやすく、トップの人を納得させることができれば一気に解決します。

看護師が口腔ケアに熱心な病院

がん患者の口腔管理を受け入れる素地があるため、看護師の師長クラスと知り合いになっておくと、看護師サイドからの要望として周術期口腔機能管理の受け入れを図ってくれる可能性があります。

がん治療に積極的な病院

がん治療に積極的な病院の医師や看護師は、がん治療の副作用としての口腔トラブルについても関心がある場合が多く、歯科医院側からの熱心な申し入れに話しを聞いてくれる可能性が高いと思われます。

図イ-4 病院を選ぶ際のポイントの例。

4-2
STEP 2　誠意をもって、わかりやすいプレゼンテーションを行う

　歯科医院側から病院へ出向き、医局会などの場を借りて、がん治療医や事務担当者に周術期口腔機能管理の意義や方法などについて説明する必要があります。パワーポイントなどを使ったプレゼンテーションだけでなく、配付資料も用意した方がよいと思います。内容的には、

a.　がん治療の前に周術期口腔機能管理を行う利点（患者、病院双方への利点）

b.　周術期口腔機能管理の流れについてのチャート（必要書類や保険点数も）

c.　周術期口腔機能管理を行うと病院側にも保険点数がつき、収益につながることのアピール

d.　そのまま使える必要書類のひな形

などです。

　本書の巻末にプレゼンテーション用資料、そのまま使える書類のひな形を掲載しています。これらを活用していただくのも一案です。

1. 医科歯科連携を始めるためのノウハウ

5 病院と歯科医院の連携：最大の問題点は何か？

P.15の病院向け配布資料①からもわかるように、周術期口腔機能管理は病院からの紹介によって始まります。すなわち、がん治療医が周術期口腔機能管理の意義を理解し、がん患者に歯科受診を勧めてくれることがすべての始まりなのです。逆に、がん治療医が周術期口腔機能管理について懐疑的であったり、否定的な立場であったり、まったく無関心であったり、紹介手続きをうっとうしく感じている場合などでは、最上流部にあたる患者の紹介が始まらないことになります。これが最大の問題点です。もちろん、がん治療医から歯科受診を勧められても患者自身が拒否することも考えられますが、がん治療の重大性を患者は認識していますので、周術期口腔機能管理を受けることでがん治療がうまくいくということをわかってもらえれば、患者が拒否することはあまりないと思われます。

5-1 それを解決する方法は？

残念ながら、その問題点を解決する秘策はありません。ひとえにがん治療医に、支持療法としての周術期口腔機能管理の意義と利点を理解してもらうことにつきます。すなわち、がん治療医をはじめとする病院関係者と、歯科医師の間に相互理解と信頼関係を構築することが最も重要であると言えますが、この関係を築くことは簡単ではないのも事実です。したがって4-2でも述べたように、現状では、歯科医師の側から行動を起こし、特にがん治療医に口腔管理の必要性を熱意と誠意を持って説明し、信頼関係を築き上げていくことが望ましいのではないかと思います。また、患者の治療についての利点の他に、病院にとっても、紹介による保険点数の加算が認められており収益につながることも強調するべきでしょう。

ただ、それでもがん治療医や病院関係者の理解が得られなければ、その病院との連携は難しいと判断すべきで、時間をかけて長期にわたるアプローチを行うか、連携をあきらめるかの選択になります。

5-2 連携がうまくいっている事例はないのか？ －石川県での実例－

いくつかの歯科医院が各々単独で一つの病院に連携を申し込んだ場合、病院側としてはどの患者をどういう基準でどの歯科医院に紹介するかを判断しなくてはならなくなり、非常に煩雑で困難な作業となるため、連携はほとんど実現しなくなる恐れがあります。病院側にとっては、歯科との連携窓口は一つであるほうが紹介しやすいのは当然といえます。

このような観点から、石川県ではがんの周術期連携については、石川

県歯科医師会が運営する石川県口腔保健医療センター(以下センター)に窓口を一本化し、病院からの周術期口腔機能管理についての紹介を一元的に受けつけています。センターでは、

①患者の振りわけ業務

②センターでの受診を希望する患者の周術期口腔機能管理の実施

を行っています。

①患者の振りわけ業務

a. まず患者の自宅に近い「がん診療医科歯科連携登録歯科医」を紹介する

b. 自宅の近くに「がん診療医科歯科連携登録歯科医」がいないか、患者が自分の「かかりつけ歯科医」に受診したいと希望する場合は、患者の「かかりつけ歯科医」を紹介する

c. がん治療までに時間がない場合やセンター受診を希望する患者はセンターで受けつける(センターも「がん診療医科歯科連携登録歯科医」である)

　患者の状況や希望などを考慮し、「がん診療医科歯科連携登録歯科医」を優先して患者の振りわけを行っていますが、「かかりつけ歯科医」でも周術期口腔機能管理を行うことは可能で保険点数も同じです。

②センターでの受診を希望する患者の周術期口腔機能管理の実施

　センターで現在行っている周術期口腔機能管理の連携の流れはP.15の病院向け配布資料①に、連携に使用している文書はすべてP.18～21に、それぞれ示してあります。また、現在センターで行っている周術期口腔機能管理は、「3．歯科医院で行う周術期口腔機能管理の内容」(図イ-3)として記載した事項について行っています。

＊　＊　＊

　石川県においても、歯科のない病院と歯科医院との間のがん周術期連携はほとんど進んでおらず、個人的なつながりで連携を試みても、さまざまな障壁のためにうまくいかないのが実情でした。そこで石川県歯科医師会として、病院と歯科医院との間の連携だけでなく、多職種の間の連携もコーディネートできるような多くのチャンネルをもつ中核的施設としてセンターを設置し、がん周術期連携の支援を行っています。病院と歯科医院との間のがん周術期連携を広く進めていく方法として、石川県での実例のように歯科医師会が窓口となって各歯科医院へ患者を振りわけるシステムも一つの有効なモデルケースであると思われます。

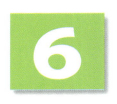

周術期口腔機能管理を行うために、かかりつけ歯科医として行うべきことは何か？

　まず第一に、周術期口腔機能管理を行うためには、がん患者の口腔内の特徴やがん治療についての知識などを得ておくことが望ましく、全国共通がん医科歯科連携講習会を受けて「がん診療医科歯科連携登録歯科医」として登録されることをお勧めします。

　次に、歯科医院の待合室に周術期口腔機能管理を行っていることの掲示やパンフレットを置いて患者やその家族に普段からアピールしておくことや、可能ならばがん患者の患者会やがんカフェなどに積極的に参加し、患者の口腔症状の悩みなどに答えるなどの活動も歯科医師としての社会的貢献の一つとして望まれるところです。

2

今すぐ使える
医科歯科連携関連ツール

診療室での患者さんへの掲示物

がん治療前に歯科を受診しましょう
―がんと診断されたらご相談ください―

なぜ、がん治療の前に歯科でのお口のチェックとケアが必要なのでしょうか？

がんの治療が始まると、がんとはまったく関係のないお口の中に色々なトラブルが起きることがあります。お口の乾きや痛み、味がわかりにくいなどのために食欲が落ちたり、食べられなくなって低栄養となる結果、体力が落ち、肝心のがん治療が中断や中止されてしまうことがあります。がんの治療などの大きな治療を行う時こそ、お口からしっかり食べて、がんに打ち克つ体力をつけなければなりません。そのためには、がん治療中も週1～2回程度の定期的な歯科医院でのお口のチェックとクリーニングを行って、お口にトラブルがみられた時は早め早めに対応し、食べられるお口の状態を保っていくことがとても大切です。

また、お口の中はとても細菌の多いところです。その細菌が原因で、手術後に肺炎を起こしたり、口の中に不快症状や感染症などがおきることも多いため、がん治療が始まる前に歯科医院でお口の中をクリーニングしてきれいにし、細菌をできるだけ減らしておくことで、がん治療がたいへんスムースに進むことが知られています。がん治療中やがん療養中は、全身がだるくなったり疲れたりして歯磨きができなくなり、お口の中が不潔になりやすく、不快感が強くなりがちです。このような時は、私たちがお口の中をクリーニングして、すっきりしたお口を取り戻すお手伝いをします。当院では、歯ブラシでは取れない汚れの徹底的なクリーニングと、歯ぐきを傷つけない正しい歯磨きの方法をご説明しています。

がん治療が効果を上げて良い結果が得られますよう、私たちは、がん治療を支えるために、清潔なお口でしっかり食べていただくためのお手伝いをしたいと思っています。

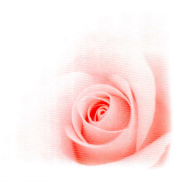

病院向け配布用資料①

周術期口腔機能管理の連携チャート（歯科のない病院と歯科医院との間の連携）の一例（平成28年12月現在）

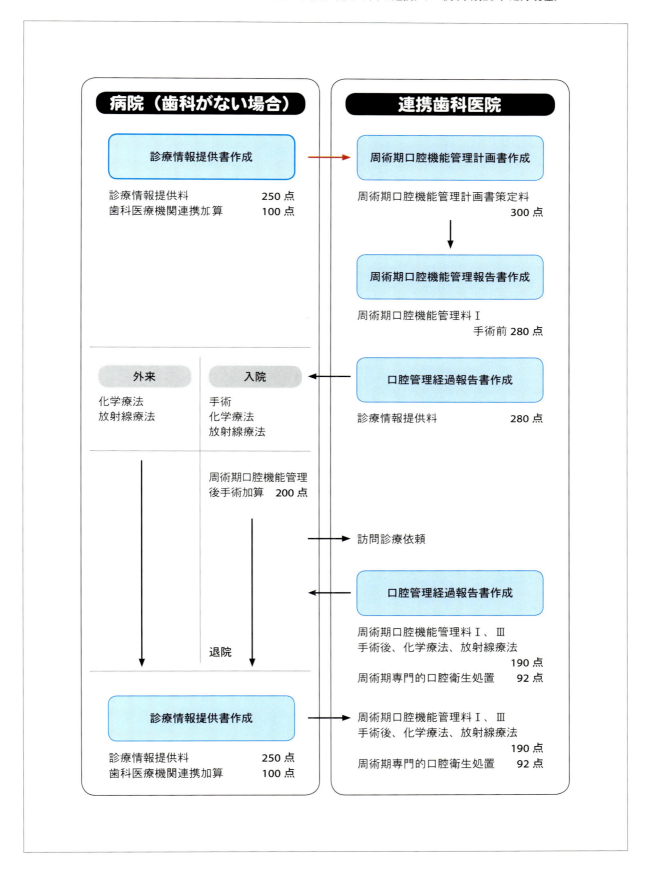

病院向け配布用資料②

- **病院・患者さん双方にとってのメリット**

  がん治療の開始前から徹底した口腔清掃などの口腔管理を行うことにより、口腔合併症の発生を抑え、がん治療が計画どおりに終了することにつながる。

- **病院にとってのメリット**

  ①誤嚥性肺炎の発生リスクを下げる。

  ②頭頸部や食道の再建手術における術後合併症の発生リスクを下げる。

  ③術後の経口摂取再開を早める。

  ④入院日数を削減することができる。

  ⑤手術時の気管内挿管による歯の破折や脱落などの事故の発生リスクを下げる。

  ⑥周術期口腔機能管理を行うと、病院側にも保険点数がつき、収益につながる。

- **患者さんにとってのメリット**

  ①化学療法や放射線療法による口腔内の副作用の予防につながる。

  治療開始前に、う蝕・歯周病など感染源となりうる疾患の応急処置や徹底した口腔清掃を行うことにより、口腔内の清潔化をはかり、副作用の出現を予防する。

  ②化学療法や放射線療法による口腔内の副作用の重篤化を防ぐことができる。

  口腔粘膜炎などの副作用が出現した場合でも、初期からのセルフケアや歯科の介入による口腔ケアなど、早め早めの対応をとることにより重篤化を防ぐ。

  ③経口摂取が可能となり低栄養を防ぐことができる。

  口腔内の副作用の予防や重篤化を防ぐことにより、経口摂取が可能となり低栄養を防ぐ。

  ④がん治療の完遂が可能となる。

  低栄養によるがん治療の中断や中止を回避することができ、がん治療を計画どおりに行うことが可能となる。

病院向け配布用資料③

周術期口腔機能管理による病院の収入
↓
診療情報提供書を作成するだけで点数がとれます

がん治療を受ける
患者すべて **保険点数**

紹介先は

地域歯科医師会 専用窓口	がん診療医科歯科 連携登録歯科医	患者の かかりつけ歯科医
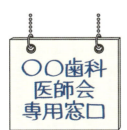	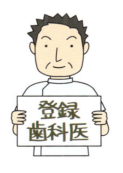	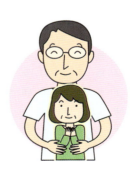

周術期口腔機能管理依頼書（診療情報提供書）の一例

（石川県歯科医師会）

診療情報提供書（病院→連携歯科医療機関）

平成　　年　　月　　日

提供先歯科医療機関名　　　　　　　　　　提供元医療機関の名称
　　　　歯科・歯科医院　　　　　　　　　　所在地
　　　　　　　　　　　　　　　　　　　　　TEL

　　　　　　　先生侍史　　　　　　　　　　医師名

患者氏名			生年月日	明／大／昭／平　　年　　月　　日生（　　歳）		
病名						
紹介目的			術前周術期口腔管理依頼　　術後周術期口腔管理依頼　　化学放射線療法期口腔管理依頼			
治療予定検査結果治療経過	が ん 治 療 予 定 と 既 往	手術療法	手術：　　　年　　月　　日（予定・済）			
		化学療法	□ 既往なし　□ 初回・次回開始予定（　　年　月　日～　　年　月　日）　　　　　　　　　　　　　　　　　　　　□ あり（内容：レジメ　　　　　　　　　）□ 化学療法中　nadir 時　好中球数＜ 1000μl　（可能性あり・既往あり）			
		頭頸部放射線療法	□ 既往なし　□ 開始予定・実施済（　　年　月　日～　　年　月　日）□ 既往あり（照射部位：　　　　　照射量：　　　　Gy）			
		ビスフォスフォネート剤抗ランクル抗体製剤	□ 既往なし　□ 初回開始予定（　　年　月　日～　）□ 既往あり（　　年　月～　　年　月）　薬剤名：			
		直近の血液検査DATA（　／　／　）	□ 白血球数：　　　　　　　（好中球数：　　　　）□ 血小板数：□ その他（　　　　　　　　　　　　　　　　　　）			
現在の処方						
その他申し送り事項など						

周術期口腔機能管理計画書の一例

(石川県歯科医師会)

口腔機能管理計画書

平成　　年　　月　　日

　　　　　　　　　　　様

●基礎疾患の状態・生活習慣

| ・糖尿病　　　・高血圧　　・アレルギー（　　　　　　）　　・抗凝固薬服用 |
| ・喫煙（　　本／日）　　・飲酒　　　　　・その他（　　　　） |

●口腔内の状態

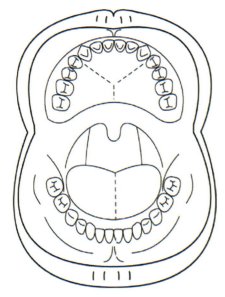

・歯磨き、うがいをしっかり行ってください。
・口内炎が出てきた際には軟らかい歯ブラシやスポンジ・ブラシを使用し清掃を行ってください。

（口腔ケアに関する指導方針、その他の情報）

口の中が汚れていると術後の発熱や誤嚥性肺炎を起こす可能性が高くなり、化学療法や放射線療法中では口内炎を悪化させることがあります。

保険医療機関名	
所在地・電話番号	〒
担当歯科医師名	

周術期口腔機能管理報告書（Ⅰ・Ⅲ）の一例

（石川県歯科医師会）

周術期口腔機能管理報告書

平成　　年　　月　　日

歯科診療所名 ＿＿＿＿＿＿＿＿＿＿＿＿
電話番号 ＿＿＿＿＿＿ ― ＿＿＿＿ ― ＿＿＿＿
患者氏名
初回受診日　　年　　月　　日　　　歯科医師
　　　　　　　　　　　　　　　　　歯科衛生士

口腔の状況は次の通りです

（　　　）は選択、□は✓を入れる

口の衛生状態	□ 良好	□ 普通	□ 不良
歯の状態	□ 良好	□ むし歯あり（C2以上・根の状態）	□ 固定する歯がある
歯肉の状態	□ 良好	□ 歯石あり	
義歯の状態	□ あり（上・下）　□ なし		
	□ 適合良好・おおむね良い	□ 適合問題あり	□ 使用していない
粘膜の乾燥	□ 感想なし	□ やや乾燥	□ 乾燥強い

施行した歯科処置の内容

□ 歯周検査　　　　　□ 歯石除去　　　　□ 口腔衛生指導

□ 動揺歯固定　（部位 ―――――┼――――― ）
□ う蝕処置　　（　　　　　　本）
□ 抜歯　　　　（　　　　　　本）
□ 治療回数　　（　　　　　　回）
□ その他　　　（　　　　　　　　　　　　　　　　　　　　　　）

口腔衛生指導内容

歯ブラシにおる清掃方法	□ スクラッビング法　□ バス法　□ その他（　　　）
歯磨き回数	□ 朝　　□ 昼　　□ 晩　　□ 寝る前
歯間ブラシの指導	□ 有（□ SS　□ S　□ M　□ L）　□ 無
舌清掃指導	□ 歯ブラシ　□ 舌ブラシ　□ スポンジブラシ　□ 無
粘膜の清掃指導	スポンジブラシの指導　□ 有　□ 無
義歯の指導	□ 有　□ 無
残存歯の清掃指導	□ 有　□ 無
その他の指導内容	（　　　　　　　　　　　　　　）

注意事項、病院への申し送り事項など

口腔管理経過報告書の一例

（石川県歯科医師会）

口腔管理経過報告書（連携歯科医療機関→病院）

平成　　年　　月　　日

提供先医療機関名 　　　　　　　　　　　提供元歯科医療機関の名称
　　　　　　　病院 　　　　　　　　　　所在地
　　　　　　　　　　　　　　　　　　　　TEL
　　　　　　先生侍史 　　　　　　　　　歯科医師名

ご多忙中恐縮ですが、何卒ご高診の程よろしくお願い申し上げます。

患者氏名			生年月日	明／大／昭／平　　年　　月　　日生 （　　歳）		
病名						
紹介目的			周術期口腔管理　　口腔ケアの経過・結果報告　　がん治療の継続			
検査結果 治療経過	実施事項	検査	□X線検査　　□う蝕の検査　　□歯周組織の検査 □その他　（ 　　　　　　　　　　　　　　　　　　　　　　）			
		指導管理	□ブラッシング指導　　□舌・軟組織衛生の指導　　□義歯取扱の指導 □その他　（ 　　　　　　　　　　　　　　　　　　　　　　）			
		処置	□う蝕歯の処置　　□歯周治療（ 　　　）　□動揺歯の固定　　□抜歯 □軟組織の処置　　□その他　（ 　　　　　　　　　　　　　　　　）			
		歯の修復と欠損部 の処置	□充填・被覆冠処置　　□義歯の新製・修理・調整 □その他　（ 　　　　　　　　　　　　　　　　　　　　　　）			
		その他	内容　（ 　　　　　　　　　　　　　　　　　　　　　　　　）			
現在の処方						
備考	終了時口腔状況	口腔衛生状態	□良好　　□やや不良　　□不良			
		歯肉	□良好　　□炎症あり　　□急性症状を呈する感染あり			
		歯	□良好（無歯顎も含む）　　□う蝕（C2以上）・残根あり □固定を要する動揺歯あり			
		義歯	□有　　□適合良好　　□適合不良　　□使用せず □無			
		その他				
その他 申し送り事項 など						

病院内における口腔アセスメント表の一例

（参考文献3より引用改変）

病院内における口腔アセスメント表（入院中）

歯肉	☐ 痛みなし	スコア1
	☐ 違和感がある／噛むと少し痛む　☐ 歯がグラグラする ☐ 歯肉が腫れている／赤くなっている ☐ 歯ブラシをすると血がにじむ	スコア2
	☐ 痛くて噛めない　☐ じっとしていても痛い ☐ 口の中に膿の味がする　☐ 顎がしびれる／顎が腫れている	スコア3
歯	☐ 痛みなし　☐ 時々しみる感じがある	スコア1
	☐ 時々痛むことがあるが噛める　☐ 噛むと痛いところがある	スコア2
	☐ 痛くて噛めない　☐ 何もしなくてもいつも痛い	スコア3
義歯	☐ 持っていない／使っていない　☐ 良好に使えている／噛めている	スコア1
	☐ 少し調子が悪いが使えている	スコア2
	☐ 合わなくて噛めない　☐ 入れると痛い	スコア3
粘膜	☐ 痛みなし　☐ しみる感じがある	スコア1
	☐ 食事の時やケアの時に触れると痛む場所がある	スコア2
	☐ 痛くて食事ができない　☐ 自然出血する	スコア3
乾燥	☐ 乾燥なし　☐ 口の中が少しネバネバする	スコア1
	☐ 乾燥の自覚あり	スコア2
	☐ 乾燥のため食事や会話が不自由	スコア3
衛生状態	☐ めだった汚れなし　☐ 口臭なし	スコア1
	☐ 一部に汚れが残っている　☐ 舌苔あり　☐ 口臭あり	スコア2
	☐ 大量の汚れがある　☐ 強い口臭あり（近づいただけで感じる）	スコア3

判定

- **スコア3（一項目でもスコア3あり）**
  早急に歯科受診、または訪問診療の必要性あり

- **スコア2（スコア3はないが一項目でもスコア2あり）** 緊
  急性は低いが、口腔内のリスクが上昇している可能性あり

- **スコア1（すべてのスコアが1）**
  口腔内の管理は良好　このままケアを継続する

1

ひと目でわかる！がん患者の口腔管理

―時期別目標と対応メニュー

がん診断期　　　予防的

目標

▶ がん治療の副作用や口腔症状の出現の予防＝周術期口腔機能管理

この時期には、歯科医院においてこれから始まるがん治療に備え治療の副作用や口腔症状の出現を予防するための管理を行います。がん治療を行う医療機関と必要な連携ができれば、「周術期口腔機能管理」として保険点数の算定が可能となります（今日から実践アシストブック 医科歯科連携で活用編 P.15 参照）。

この時期の口腔管理の考え方としては、
①口腔内の感染源となりうるものをできるだけ減らす。
②がん治療の成功には「口腔機能」と「食べる」ことが大切。ゆえに、がん治療中も歯科的介入が必要であることを患者に理解させる。
③今後のがん治療中に起こり得る口腔症状を前もって患者に伝える。
ことが重要です。

口腔管理の内容

①徹底的な口腔清掃
②可及的なう蝕治療、根管治療、歯周治療
③患者さんへの事前説明

①徹底的な口腔清掃

感染源を減らすための「徹底的な口腔清掃」が必須で、「セルフケアとしての正しいブラッシング指導と実践」、「歯科医院での専門的口腔清掃（歯石除去、PMTC）」を行います。

②可及的なう蝕治療、根管治療、歯周治療

①に加え感染源となりうる病巣に対する歯科的対応として、時間の許す限り可及的なう蝕治療、根管治療、歯周治療を施行します。一般的にがんの診断から治療開始までは約2～3週間ほどしかないことが多いため、最も必要性の高いものから可能な限りの治療を行います。

③がん治療によって起こる口腔内・摂食への影響を患者に説明する

今後のがん治療によって起こる副作用を患者に説明することも非常に大切です。特に口腔粘膜炎、口腔乾燥症、味覚障害などにつき、その症状や対応方法、将来の見通しなどを丁寧に説明しておくことも欠かせません。

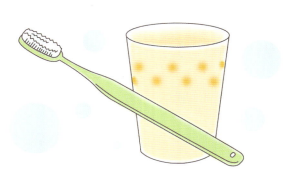

がん治療期　　　　　　　　　　　　　　回復的

目標
▶感染源を可及的に減らし、副作用症状を軽減する

　がん治療が始まると、化学療法や放射線療法の副作用、特に「口腔粘膜炎」への対応が最も重要になります。口腔がんなどで放射線治療の照射野に口腔が含まれる場合はほぼ100％出現してくるからです。また、口腔乾燥症や味覚障害などの口腔不快症状の頻度や程度も増し、重症度が増加します。そこで、この時期の口腔管理の考え方としては、
①口腔内の感染源となりうるものをできるだけ減らす。
②がん治療による副作用への対応を行い、症状の回復を図る。
ことを目標とします。

口腔管理の内容
①ブラッシング指導と口腔清掃
②副作用への対応・照会

①歯肉を傷つけないブラッシングと専門的口腔清掃
　「徹底的な口腔清掃」は必要ですが、「歯肉を傷つけないブラッシングの指導と実践」に注意することが大切です。加えて可能ならば「歯科医院での専門的口腔清掃（歯石除去、PMTC）」を行います。

②副作用への治療的対応 + 必要に応じた歯科口腔外科への紹介
　「口腔粘膜炎への対応」、「口腔乾燥症や味覚障害などの不快症状への対応」、「必要な歯科治療」などを行う必要がありますが、口腔粘膜炎や不快症状への対応に苦慮する場合は口腔外科専門医や病院の歯科口腔外科と連携し、適切な対応を行うことが重要です。

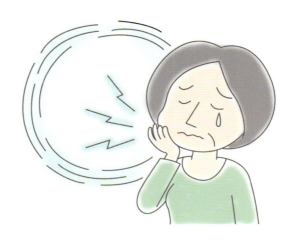

がん再発・転移期　　維持的

目標
▶口腔内の感染症を減らし、できるだけ良好な口腔を維持させる

この時期には再発・転移に対する化学療法、放射線療法、外科手術などの二次治療が行われることが多いこと、再発・転移による全身状態の悪化（疼痛や臓器障害など）が起きてくるため、それらへの対応が必要となります。そこでこの時期の口腔管理の考え方としては、

①口腔内の感染源となりうるものをできるだけ減らす。
②二次治療の副作用や全身状態の悪化に伴い発生する口腔症状を改善し、良好な口腔状態を維持させる。

ことが重要です。

口腔管理の内容
①口腔清掃
②口腔乾燥症や味覚障害への対応
③必要な歯科治療

①患者さんに無理のない範囲での口腔清掃

具体的には、「できるだけ積極的なブラッシングなどのセルフケアと口腔清掃」を行いますが、全身状態によってはあまり無理をしないことも大切です。

②口腔乾燥症や味覚障害への対応 + 必要な歯科治療

加えて口腔乾燥症や味覚障害などの「不快症状への対応」の頻度と重要性が増し、「カンジダ症などの感染症」に対する治療や「必要な歯科治療」などを行うことも重要になります。

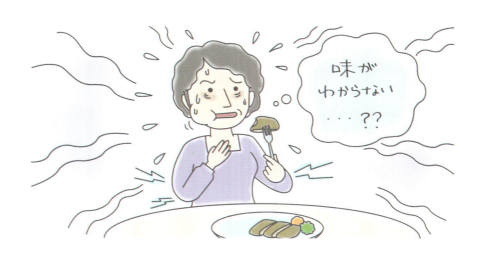

がん終末期　　　　　安楽的

目標

▶ 全身状態の変化にあわせた口腔管理の実践

終末期がん患者の死に至るパターンは、Lynn によれば、死亡の数週間前まで心身の機能は高いまま保たれており、以後急速に低下するという特徴があります（**図ア-1**）[1]。そこで終末期における口腔管理の考え方として、筆者は**図ア -1** のように終末期を便宜上 3 期にわけ、それぞれの全身状態に合わせた口腔管理を行っています。すなわち、ADL が高く保たれて日常生活にはあまり支障がない時期を I 期、心身の状態が悪化し始める時期を II 期、死が迫ってくる臨死期を III 期とします。それぞれの時期におけるキュアとケアのバランスは**図ア -1** に示すように I 期ではキュアが多く、II 期ではキュアが少なくなってケアが増加し、III 期ではほとんどがケアのみになります。このように、キュアとケアの比率が患者の状態によって変化していくことに注意する必要があります。

口腔管理の内容

① 時期別キュア
② 時期別ケア（食へのケア、口腔へのケア）

①時期別キュア

キュアを行う場合の考え方については、I 期では「咀嚼機能の回復」を、II 期では「口腔機能の維持」を、III 期では「不快の除去」を、それぞれ目標とします。

具体的には、

a. I 期

I 期では歯科治療の積極的な介入が求められ、がん治療主治医との連携のもとに、患者の全身状態や残された時間（患者の予後）を考慮した上で、原則として歯科診療室での通常の歯科治療を行います。

b. II 期

II 期では、不快症状に対する必要最小限の治療を行うように心がけ、医学的に理想的な治療にこだわらず、「次善の策」でも低侵襲かつある程度効果が続く治療を選択するようにし、病床や在宅での診療が中心になります。

b. III 期

III 期では、低侵襲・短時間で最大の効果が出る安楽な治療を行い、不快症状を一時的にでも除去することだけを考えます。例えば、粘膜を傷つける歯や補綴物の削合、粘膜の治療など、ケアでは対応できずに治療が必要な場合にのみ行うことになります。

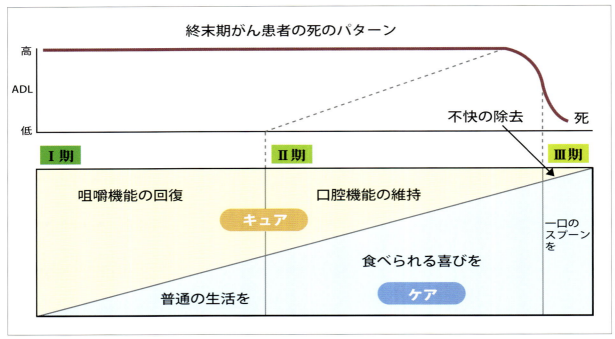

図ア-1　終末期における口腔管理の考え方。ケアとキュアの比率が変わる。

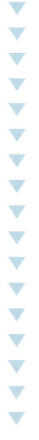

②時期別・食および口腔のケア

　ケアのあり方について、Ⅰ期では「普通の生活を」、Ⅱ期では「食べられる喜びを」、Ⅲ期では「一口のスプーンを」それぞれ目標にします。

a. 食へのケア

　「食へのケア」の考え方としては、Ⅰ期では「普通の食事を普通に」、Ⅱ期では「好きなものを好きな時に好きなだけ」、「噛めない人には噛まなくてもよい食事を」、Ⅲ期では「最期の時間を質の高いものに」、ということを目標にして食事の支援を行います。

b. 口腔のケア

　「口腔のケア」の考え方としては、Ⅰ期ではブラッシングによるセルフケアが主体ですが、口腔乾燥に対する保湿、舌や口腔粘膜の保清などが必要になることもあります。

　Ⅱ期ではセルフケアが困難となる場合が多く、歯科医師・歯科衛生士や看護師の介入による口腔内の保清が主となり、可及的なブラッシングや保湿を行います。

　Ⅲ期では、もはやブラッシングなどのセルフケアが行えない場合がほとんどで、主体は歯科医師・歯科衛生士や看護師による保湿となります。そして可能な限り、口腔内の保清を行うようにします。

2

このまま使える
がん患者へのトーク集

1 普段の治療時・メインテナンス時から患者に伝えておきたいこと

「歯周病予防と管理は口だけでなく、全身の健康保持につながります。」

現在の歯科医療は、う蝕や歯周病をいかに予防し管理するかに重点がおかれています。これは、特に歯周病が歯を失う最大の原因で口腔機能に大きな影響を与えるだけでなく、糖尿病や動脈硬化症、メタボリックシンドローム、関節リウマチ、早産などの全身疾患の一因となっていることが歯科医療側に理解されてきているためと思われます。歯周病を予防し管理することは、単に口腔状態を健康に保つためだけでなく、全身の健康を維持するためにも大変重要なことなのです。口腔の健康は、全身の健康に直結しているといっても過言でなく、人が人として健康な生活を送るためには、普段から口腔を健康に保つための治療やメインテナンスが欠かせないことを、患者にも理解してもらう必要があります。

「重篤な病気になった時でも、口が健康なら低栄養や免疫低下を防げます。」

また、がんなどの重大な病気にかかった場合でも、口腔が健康で良好な状態に保たれていれば、治療や病気の進展によって口腔状態が多少悪化したとしても、「食べる」機能の低下は少なくて済み、低栄養や免疫能の低下を防いで、病気を克服するための確固たる基盤をつくることができます。ただ、口腔の健康は、治療してすぐに得られることは少なく、毎日のケアの積み重ねがないと達成できません。そのためにも、普段から口腔の健康に対して注意を払い、かかりつけ歯科医院での治療や定期的なメインテナンスを受けることが大切なのです。

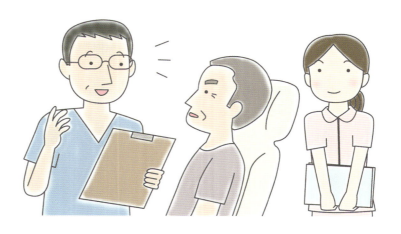

2 通院患者から「がん」を申告されたらここに注意

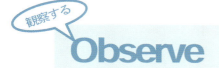

その患者が今、どんな心の状態にあるかを理解する

　一般的に、がんであることを知った患者は、非常に強い精神的衝撃を受けます。2〜3日は「まさか」と思い、絶望的な気持ちになったりします（衝撃段階）。その後、「これからどうなるのだろう」という不安や、「なんで自分が」という不公平感からの怒りなど、精神的に不安定な時期が続きます（不安定段階）。この不安定な時期は、2週間ほど経過すると徐々に落ち着いてきて、やがてがんに対して正面から向き合い始めるようになります（適応段階）（表ア-1）[2]。しかし、このような適応がうまく行えずに精神障害をきたし、専門的な支援が必要になるがん患者もいます。

　ただ、口腔以外のがんを指摘された患者が、自発的にかかりつけ歯科医院を訪れて、がんについて相談することはごく稀です。むしろ、がん治療医や看護師からの周術期口腔機能管理を勧められて来院している場合がほとんどですが、中には歯科での治療中にがんがみつかり、今後のがん治療と歯科治療の進め方について相談されることや、がんの再発・転移後のがん治療中に歯科的な問題が発生して受診する患者もいます。また、口腔がんの指摘を受けた患者がセカンドオピニオンを求めて来院することもあります。

　このような場合、まず患者の心の反応が前述（表ア-1）のどの段階にあるのかを判断し、歯科的な口腔管理について理解して受け入れるだけの精神的余裕や冷静さがあるかどうかを見極める必要があります。患者の心の反応がまだ衝撃段階であったり、精神障害をきたしているような時は、がん治療医と相談の上、対応策を検討します。また、口腔がんの場合は、病院歯科口腔外科受診を強く勧め、決して放置しないように諭します。

表ア-1　がん患者の心の反応（参考文献2より引用改変）

経過	第1段階【衝撃段階】	第2段階【不安定段階】	第3段階【適応段階】
反応症状	・疑惑 「検査結果が間違っているのではないか」など ・否認 「そんなはずはない」など ・絶望 「治療なんてしなくていい」など	・不安 ・抑うつ気分 ・食欲不振 ・不眠 ・集中力低下 ・日常生活活動への支障	・新しい状況に順応する ・現実の問題に直面する ・楽観的になろうとする ・様々なこと（例えば、新たな、あるいは修正した治療計画や目標）に取り組み始める
期間	2〜3日間	1〜2週間	2週間以降

伝える

Talk

がん治療を支える口腔管理の4つの重要事項を説明する。

①なぜ口腔の管理が必要なのか
②具体的にどういうことを行うのか
③今後のがん治療やがんの進展に伴って、どのような口腔トラブルが発生する可能性があるのか
④その口腔トラブルにはどう対応すればよいのか

　いずれにしろ、周術期口腔機能管理を行う場合は、上記について丁寧にわかりやすく説明することが大切です。がんの再発・転移をきたした患者についても口腔管理の重要性を説明し、それぞれの患者の状態に応じた対応を勧めます。

伝える

Talk

「いつもそばにいますよ。いつでも連絡してください。」

　がん患者と向き合う場合、歯科医師側が緊張したり、力み過ぎたりしないよう注意が必要です。通常の患者と同じように接し、医学的見地からの説明を行い、キュアとケアについて患者への敬意と思いやりの気持ちを持って、しかしながら淡々と対応することが大切です。患者への過度な同情や激励（「がんばってください」）は禁物で、患者に寄り添う姿勢（「これからも、われわれはずっとあなたのそばにいます。お口のことや食べることで辛いことがあれば、いつでも連絡してください」）を患者にわかってもらえることが最も重要です。

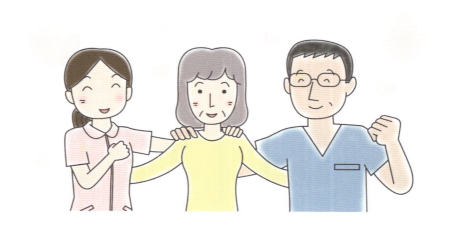

3 がん患者から「がんの治療に、なぜ歯や口のチェックやケアが必要なのですか？」と質問されたら？

Talk
「口腔トラブルが起きるとがん治療に悪影響を及ぼすからです。」

化学療法や放射線治療が始まると、口腔粘膜炎や口腔乾燥症、味覚障害などの副作用が口腔内にみられることがあります。これらの口腔トラブルが起こると、摂食時の疼痛や味気なさから食欲不振や経口摂取困難となり、低栄養に陥ることがあります。その結果、体力の低下が原因となってがん治療の中断や中止に追い込まれ、治療計画に大きな影響を与える場合があります。

また、口腔内には非常に多くの細菌が生息していますが、手術や化学療法、放射線治療などのがん治療によって一時的にからだの抵抗力が弱まった時、口腔内はさらに不潔になって細菌数も著しく増加し、誤嚥による肺炎や口腔内の感染症などの術後合併症をきたして、手術後の経過不良や全身状態のさらなる悪化へとつながっていきます。

口腔環境は、がん治療によって必ずといってもよいほど悪化しますが、口腔環境の悪化が、逆にがん治療や全身状態そのものに悪影響をおよぼすような状況になることもあるのです。

Talk
「口腔のチェックとケアを継続していれば、術後の合併症予防や早期退院にもつながります。」

そこで、がん治療の始まる前に歯科医院を受診し、口腔内のチェックと歯石除去などの徹底的な口腔清掃、セルフケア方法の指導、治療が必要な部位の応急処置などを行って口腔環境レベルを上げておくことにより、がん治療による口腔トラブルを減少させ、経口摂取不良を防いで常に食べられる状態を保つことが可能になります。そして、がんの治療中や治療後にも口腔内のチェックとケアを継続することによって、がん治療を予定通り遂行することができるだけでなく、術後合併症を減少させ、早期の退院につながるなど、患者のQOLの維持・向上にも大きく貢献することができるのです。

4 あなたがこれまで受けた質問とその回答をまとめておこう

Qestion	Answer

3

口腔粘膜疾患
臨床診断チャート

臨床診断チャートの使い方

　問診と口腔内診査で得られた主観的・客観的情報を総合的に判断して臨床診断を行います。以下の手順で臨床診断用チャートの使用します。

1 問診で患者の自覚症状を聞き取る

2 特徴的な色の変化はないか？腫瘤、潰瘍、水疱はないか？を各々調べる

3 患者の他覚症状を、診断用チャートの各項目にチェックをいれる

☞チェックされた項目が多く集まった中項目を右へたどれば、臨床診断が得られます。

4 臨床診断へ

☞代表的な疾患の写真も掲載しましたので、得られた臨床診断が正しいかどうかの判断ができます。

3．口腔粘膜疾患 臨床診断チャート

診査結果	問診（自覚症状の有無は？）	診査（他覚症状の有無は？）	
白色病変あり **カラーイメージ**	□ なし	□ 長期間変化なし □ 白色の板状・斑状の角化性病変 □ こすっても剥離しない □ 頬粘膜、歯肉、舌に多い	
	□ ほとんどなし	□ 白色の斑状の角化亢進 □ こすっても剥離しない □ 頬粘膜、口蓋、舌に多い □ 細胞学的検査でカンジダ菌の証明	
	□ 接触痛あり □ 出血あり	□ レース状の白斑 □ 白斑はこすっても剥離しない □ 白斑の内側に発赤やびらんあり □ 白斑や歩席の位置や形が変化する □ 接触により出血しやすい	
	□ 時々しみる □ ときどきピリピリする	□ 日によって病変の位置、形が変化する □ こすっても剥離しない □ 舌表面に糸状乳頭の消失した部分あり □ 辺縁に白色帯状、地図状のふちどりあり	
	□ 接触痛あり □ 出血あり	□ 白い苔状物が散在性、孤立性に出現 □ こすると容易に剥離する □ 剥離後の粘膜びらん面は発赤、出血しやすい □ 細菌学的検査でカンジダ菌の証明	
	□ なし	□ 舌背部に白色、灰白色の苔状付着物 □ 口腔乾燥 □ 口腔衛生状態不良 □ 舌ブラシなどで容易に除去可能	

白色病変の鑑別診断フローチャートとポイント

　粘膜上皮の角化亢進またはカンジダ菌などの白色偽膜のため白色となります。チェックすべき点は、白斑の大きさと性状（剥離できるか否か、板状か点状かレース状か、肥厚の有無、硬結の有無、移動するか否か）です。ただし、舌苔の白色変化は角化の亢進ではなく、細菌や汚れなどの付着物によるものです。

16

3．口腔粘膜疾患 臨床診断チャート

診断	対応
白板症 ☞ P.18 参照	• 歯科口腔外科紹介
肥厚性口腔カンジダ症 ☞ P.18 および本書本体 P.41 参照	• 口腔カンジダ症への対応（☞本書本体 P.41 参照） • 抗真菌剤投与 • 2週間投与しても改善がない場合は歯科口腔外科紹介 • 白板症との鑑別が重要
口腔扁平苔癬（紅色扁平苔癬） ☞ P.19 参照	• ステロイド軟膏塗布 • ビタミン A 投与 • 経過観察
地図状舌 ☞ P.19 参照	• 経過観察
偽膜性口腔カンジダ症 ☞ P.18 および本書本体 P.41 参照	• 口腔カンジダ症への対応（☞本書本体 P.41 参照） • 抗真菌剤投与 • 2週間投与しても改善がない場合は歯科口腔外科紹介
舌苔 ☞ P.19 参照	• 舌ブラシなどで除去 • 口腔清掃 • 口腔乾燥への対応（☞本書本体 P.46 参照）

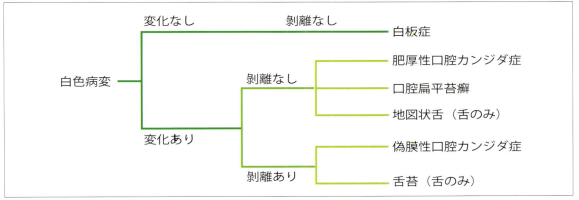

臨床診断用資料

白色病変
（白斑 leucoderma）

白板症

- 右側舌下面

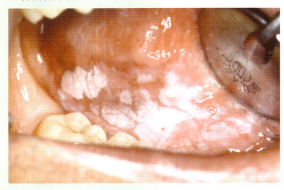

- 口蓋

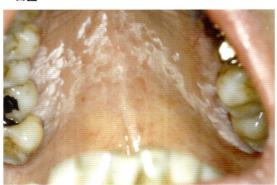

- 左側頬部・左側歯肉

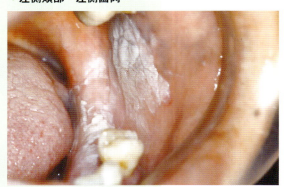

- 右側上顎歯肉

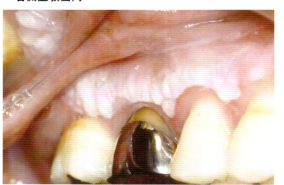

偽膜性口腔カンジダ症

- 左口蓋扁桃および口蓋垂

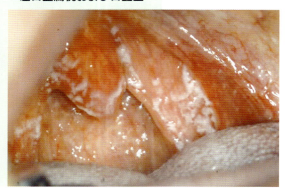

口腔扁平苔癬（紅色扁平苔癬）

- 右側頬粘膜

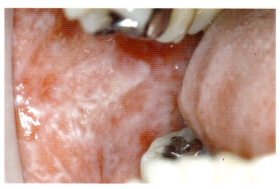

- 右側下顎歯肉

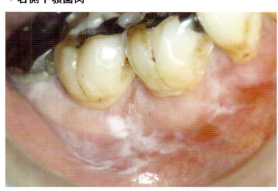

地図状舌

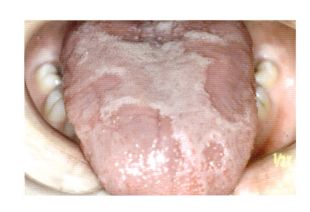

舌苔

- 舌苔

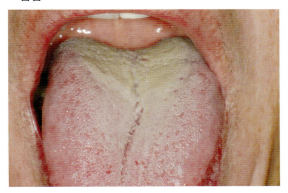

- 舌苔と肥厚性カンジダ症がみられる例

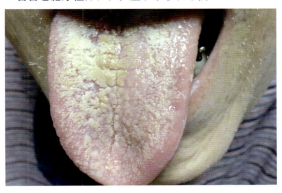

3．口腔粘膜疾患 臨床診断チャート

診査結果

赤色病変あり

カラーイメージ

問診（自覚症状の有無は？）	診査（他覚症状の有無は？）	
□ 症状なし	□ 舌背正中後方の有郭乳頭直前に菱型 　または楕円形の乳頭消失部（赤色斑） □ 中年以降の男性に好発	
	□ 舌背表面に多数の溝が存在 □ 溝襞および溝底は平らな粘膜面のた 　め赤く見える	
□ しみる □ 刺激痛 □ 接触痛 □ 出血	□ 化学療法あり、放射線療法あり □ 発赤 □ びらん（下図参照） □ 潰瘍 □ 出血	
	□ 発赤 □ 口角炎 □ 義歯装着 □ びらん（下図参照） □ 潰瘍 □ 出血	
	□ 舌乳頭消失 □ 平滑な外観の舌	

赤色病変の鑑別診断フローチャートとポイント

　炎症性の血管拡張・充血によるため赤色を呈します。チェックすべき点は、びらんや潰瘍の有無、粘膜の萎縮の有無、疼痛や出血の有無などです。

20

3．口腔粘膜疾患 臨床診断チャート

診断	対応
正中菱形舌炎 ☞ P.22 参照	・経過観察
溝状舌 ☞ P.22 参照	・経過観察
口腔粘膜炎 ☞ P.22、35 および本書本体 P.30 参照	・口腔粘膜炎への対応（☞本書本体 P.36 参照） ・難治性の場合は歯科口腔外科紹介
紅斑性（萎縮性）口腔カンジダ症 ☞ P.23 および本書本体 P.41 参照	・口腔カンジダ症への対応（☞本書本体 P.41 参照） ・抗真菌剤投与 ・義歯の清潔保持
鉄欠乏性貧血	・歯科口腔外科紹介

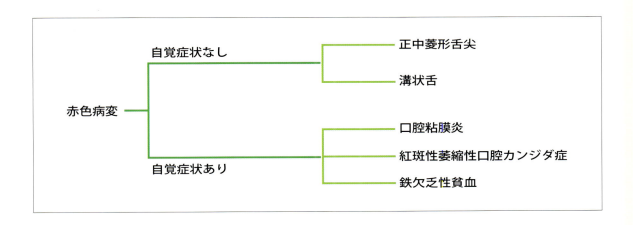

臨床診断用資料

赤色病変
（紅斑 erythema）

正中菱型舌炎

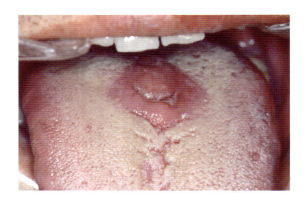

溝状舌

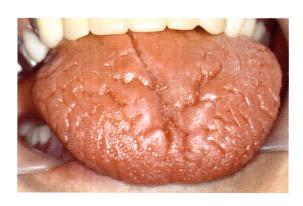

口腔粘膜炎

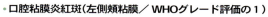

・口腔粘膜炎紅斑（左側頬粘膜／WHOグレード評価の1）

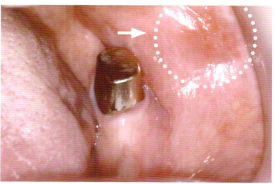

紅斑性萎縮性口腔カンジダ症（義歯性カンジダ症）

• 舌

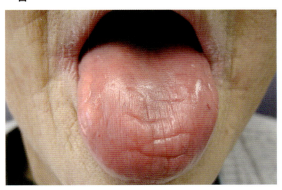

• 口蓋

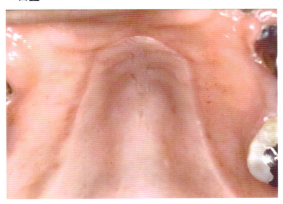

3．口腔粘膜疾患 臨床診断チャート

診査結果	問診（自覚症状の有無は？）	診査（他覚症状の有無は？）
黒色病変あり	□ 症状なし	□ 黒色腫瘤、境界不明瞭、口蓋、歯肉
		□ 舌背糸状乳頭の黒色伸長

カラーイメージ

黒色病変の鑑別診断フローチャートとポイント

　黒色を呈する理由は、メラニン産生によるものですが、悪性黒色腫はメラニン色素を産生する細胞（メラノサイト）が悪性化したもので、濃い黒色を呈し、硬口蓋、歯肉、頬粘膜などに発生し、予後は極めて不良です。

　黒毛舌はそれとは異なり、伸張・肥厚した糸状乳頭に飲食物や薬剤（抗菌剤、ステロイド剤）、タバコなどの色素が付着して黒変した外来性色素沈着の一種と考えられます。

診査結果	問診（自覚症状の有無は？）	診査（他覚症状の有無は？）	
紫色病変あり	□ 症状なし	□ 暗紫色の弾性軟の腫瘤 □ 血管の集合を思わせる限局性腫瘤	
		□ 青紫色の波動を触知する半球状の腫瘤	□ 比較的小さく口唇、舌下面に多い
			□ 比較的大きく、舌下部、口底に多い

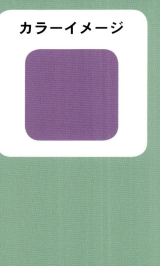
カラーイメージ

紫色病変の鑑別診断フローチャートとポイント

　内容液を有する腫瘍（血管腫）や嚢胞が膨張性に発育することにより、粘膜上皮が薄くなって内容液の色が透けてみえ、血管腫は内部の静脈血のために暗紫色に、粘液嚢胞やガマ腫は唾液が貯留するために青紫色を呈します。いずれも腫瘤を形成するため、この点からの鑑別も可能です。ただ、粘液嚢胞は破れやすく、再発を繰り返すと粘膜上皮が肥厚して白色を呈するようになります（P.30 線維腫参照）。この場合、良性腫瘍（線維腫）との鑑別が必要になります。

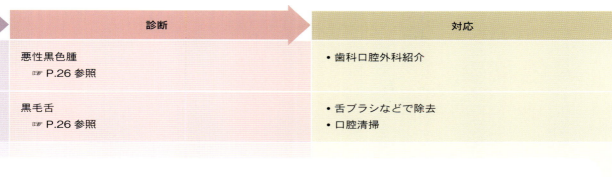

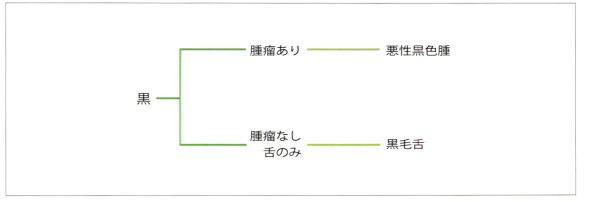

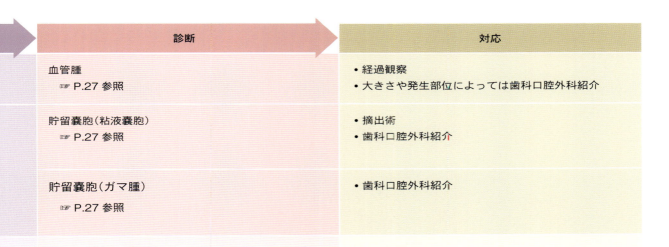

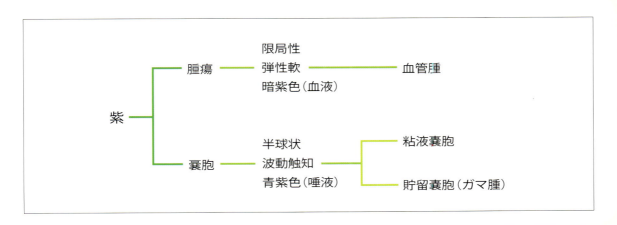

臨床診断用資料

黒色病変
（色素斑 pigmentation）

悪性黒色腫

・右側頰粘膜

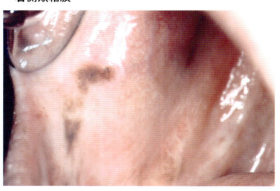

黒毛舌

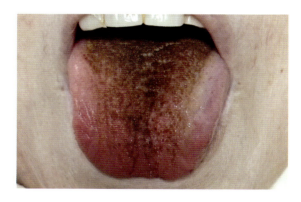

3．口腔粘膜疾患 臨床診断チャート

臨床診断用資料

紫色病変
（紫斑 purpura）

血管腫

- 右側舌縁

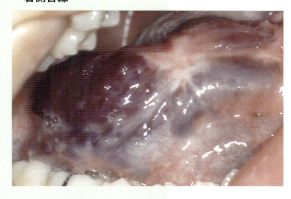

- 左側頬粘膜

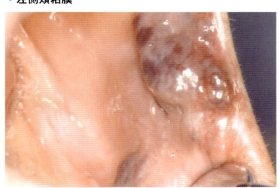

貯留嚢胞（粘液嚢胞）

- 右側下口唇

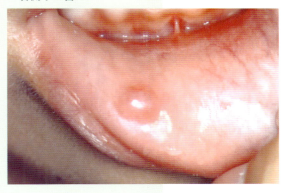

- ブランダンヌーン嚢胞（舌尖部舌下面）

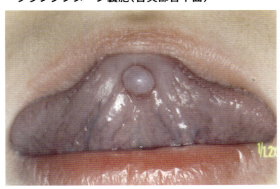

貯留嚢胞（ガマ腫）

- 右側口底

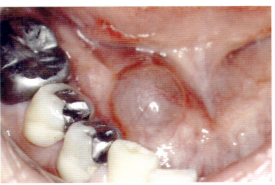

3．口腔粘膜疾患 臨床診断チャート

診査結果	問診（自覚症状の有無は？）	診査（他覚症状の有無は？）	
腫瘤あり	□ 症状なし □ 接触痛 □ 出血	□ 限局性腫瘤 □ 可動性、潰瘍なし □ 実質性	
		□ 限局性腫瘤 □ 紫色病変、潰瘍なし □ 波動触知、内容液あり（血液）	
		□ 浸潤性腫瘤 □ 非可動性、潰瘍あり（肉腫では潰瘍なし） □ 表面凹凸不整、カリフラワー状	
	□ 症状なし	□ 口底部 □ 限局性、青紫色病変 □ 波動触知、内容液あり（唾液）	
		□ 舌下部、口底部 □ 限局性、青紫色病変 □ 波動触知、内容液あり（唾液）	
		□ 舌下部、軟泥様感 □ 限局性、健康粘膜色 □ 波動触知、内容液あり（粥状内容液）	
	□ 症状なし	□ 歯肉部、女性に多い □ 限局性、実質性、潰瘍なし	

腫瘤の鑑別診断フローチャートとポイント

　腫瘤には、腫瘍によるものと囊胞によるものがあります。境界明瞭で周囲組織と癒着がなく可動性の実質性の腫瘤は良性腫瘍で、境界が不明瞭で周囲組織に浸潤性に進展している腫瘤は悪性腫瘍です。さらに、非上皮性の肉腫では表面粘膜は正常ですが、上皮性の癌腫では表面粘膜は凹凸不整で潰瘍を伴うカリフラワー状の腫瘤で、一見「汚い感じ」がします。エプーリスは、歯肉に生じる限局性の腫瘤の総称で真の腫瘍ではありませんが、良性腫瘍や悪性腫瘍との鑑別が重要です。

　境界明瞭で波動を伴う腫瘤は囊胞で、粘膜下固有層に生じる限局性空洞内に種々の液体や物質を含んでいます。唾液の排出障害によって生じる粘液囊胞（口唇に多い）や舌下面にみられるガマ腫の他、左右の第1、第2鰓弓の正中癒合部の遺残上皮から生じた類皮囊胞や類表皮囊胞があり、口底中央部に多く発生します。囊胞壁が表皮と皮膚付属器官からなるものを類皮囊胞、単に表皮のみからなるものを類表皮囊胞といい、粥状やおから状の内容液を含んでいます。

3．口腔粘膜疾患 臨床診断チャート

診断	対応
良性腫瘍 ☞ P.30 参照	・経過観察 ・歯科口腔外科紹介
血管腫 ☞ P.30 参照	・経過観察 ・歯科口腔外科紹介
悪性腫瘍 ☞ P.31 参照	・歯科口腔外科紹介
貯留嚢胞（粘液嚢胞） ☞ P.30 参照	・摘出術 ・歯科口腔外科紹介
貯留嚢胞（ガマ腫） ☞ P.30 参照	・歯科口腔外科紹介
類皮嚢胞 類表皮嚢胞 ☞ P.31 参照	・歯科口腔外科紹介
エプーリス ☞ P.31 参照	・切除術（妊娠性エプーリスでは経過観察）

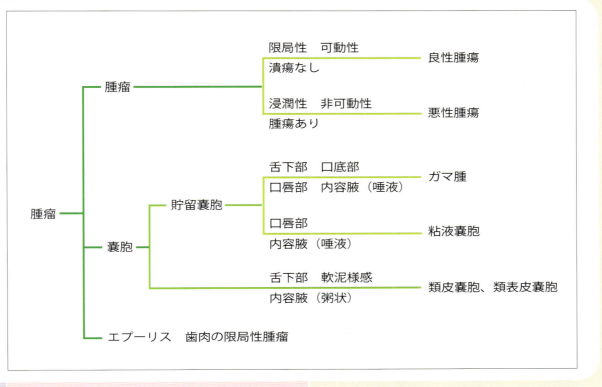

臨床診断用資料

腫瘤

良性腫瘍

- 多形性腺腫

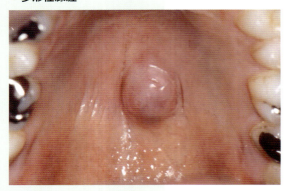

- 線維腫（右側下口唇）（粘液嚢胞再発による線維化）

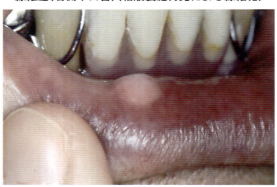

血管腫

- 右側舌縁

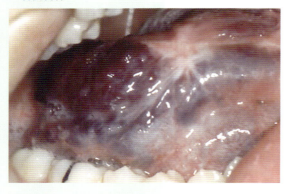

貯留嚢胞（ガマ腫）

- 右側口底

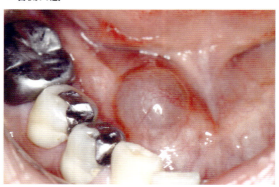

貯留嚢胞（粘液嚢胞）

- 右側下口唇

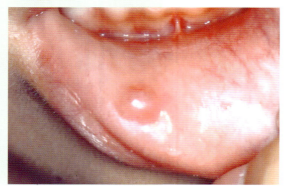

- ブランダンヌーン嚢胞（舌尖部舌下面）

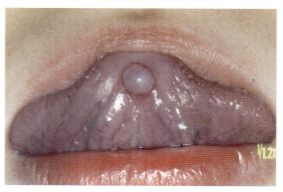

悪性腫瘍

- 歯肉がん（左側下顎）

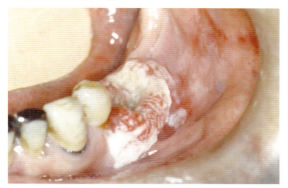

- 歯肉がん（左側上顎）

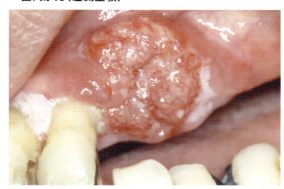

- 口底がん（左側舌下小丘）

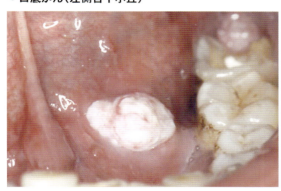

- 舌がん（右側舌縁）

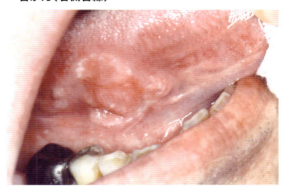

- 粘表皮がん（左側口蓋）

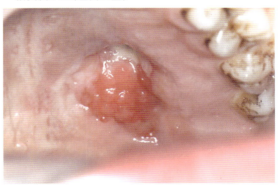

エプーリス

- 3 2 部

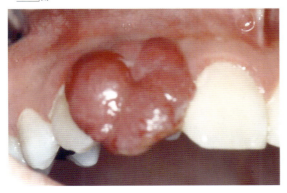

類皮嚢胞

- 舌下部

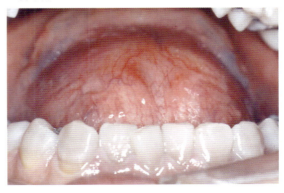

3. 口腔粘膜疾患 臨床診断チャート

診査結果	問診（自覚症状の有無は？）	診査（他覚症状の有無は？）
潰瘍あり 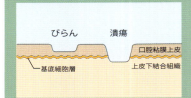 上皮組織の欠損の深さによってびらん(erosion)と潰瘍(ulcer)にわけられます。びらんは粘膜上皮内の浅い欠損を呈し、潰瘍は基底細胞層を超えて粘膜上皮下の結合組織にまで達する深い欠損をいいます。	□ 接触痛 □ 刺激痛	□ 円形、類円形 □ 義歯なし	□ 再発をくり返す □ 全身症状を伴わない □ ベーチェット病でない □ 直径10mm以下 □ 浅い潰瘍 □ 非角化粘膜に多い（口唇、頰、舌縁）
			□ 再発をくり返す □ 全身症状を伴わない □ ベーチェット病ではない □ 直径10mm以上 □ 深い潰瘍 □ 角化粘膜を含めた口腔粘膜全般
			□ 再発をくり返す □ 皮膚症状を伴う（結節性紅斑様皮疹など） □ 眼症状を伴う（虹彩毛様体炎など） □ 外陰部潰瘍を伴う
	□ 接触痛 □ 刺激痛	□ 不定形 □ 義歯あり □ 義歯以外の外傷性原因あり	
	□ 接触痛 □ 刺激痛	□ 抗がん剤治療あり □ 放射線治療あり	
	□ 症状なし □ 接触痛 □ 刺激痛	□ 不定形 □ 表面凹凸不整 □ カリフラワー状増殖 □ 周囲の硬結	

潰瘍の鑑別診断フローチャートとポイント

　上皮の基底細胞層を超えて、結合組織にまで達する組織欠損を潰瘍と呼びます。上皮組織が欠落するために刺激が直接結合組織に伝わるため、口腔粘膜の潰瘍では強い接触痛をきたして摂食障害の原因となることもあります。また上皮の欠落によって血管結合組織も露出した状態になるため、潰瘍では出血しやすく、がん性潰瘍のように深く大きい潰瘍では静脈性やまれに動脈性の出血をきたすこともあります。アフタ性潰瘍をきたすベーチェット病は、口腔粘膜の再発性アフタを初発症状とする自己免疫疾患で、皮膚、眼、外陰部に病変が慢性的にあらわれます。

3．口腔粘膜疾患 臨床診断チャート

診断	対応
アフタ（慢性再発性アフタ） 小アフタ型 ☞ P.34 参照	• デキサメタゾン含有軟膏、含嗽
アフタ（慢性再発性アフタ） 大アフタ型 ☞ P.34 参照	• デキサメタゾン含有軟膏、含嗽
ベーチェット病 ☞ P.34 参照	• 歯科口腔外科紹介
褥瘡性潰瘍 ☞ P.35 参照	• 原因の除去（義歯調整など）、含嗽 • 二次感染には抗菌剤、消炎鎮痛剤
口腔粘膜炎 ☞ P.22、35 および本書本体 P.30 参照	• 口腔粘膜炎への対応（☞本書本体 P.36 参照）
悪性腫瘍 ☞ P.31、35 参照	• 歯科口腔外科紹介

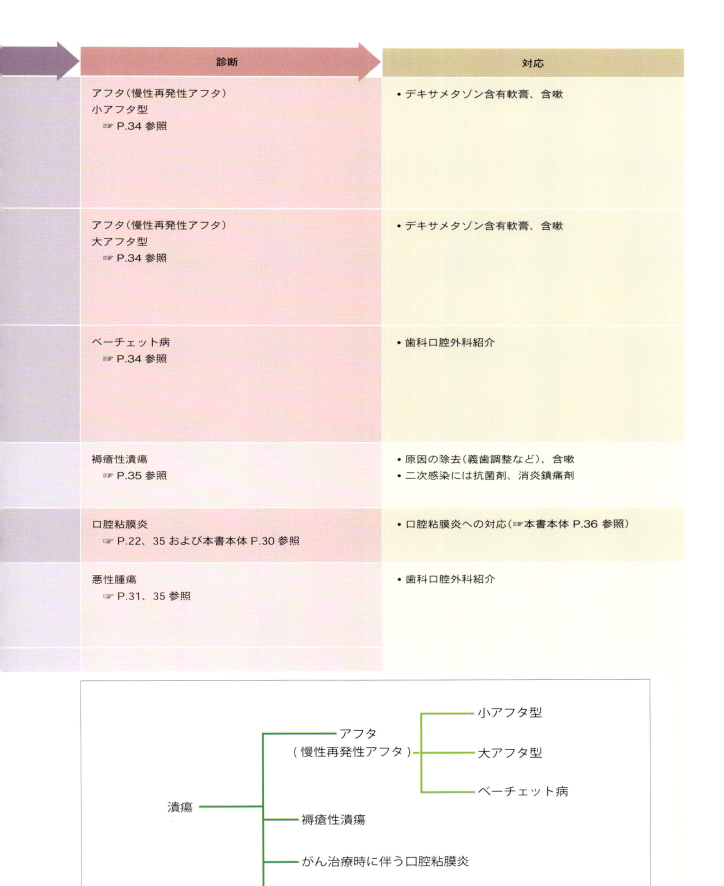

潰瘍
├─ アフタ（慢性再発性アフタ）
│   ├─ 小アフタ型
│   ├─ 大アフタ型
│   └─ ベーチェット病
├─ 褥瘡性潰瘍
├─ がん治療時に伴う口腔粘膜炎
└─ 悪性腫瘍

3．口腔粘膜疾患 臨床診断チャート

臨床診断用資料

潰瘍

アフタ

- 小アフタ（下顎前歯部歯肉）

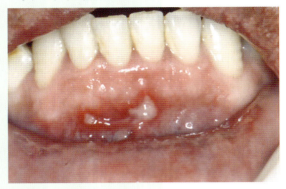

- 小アフタ（右側上口唇）

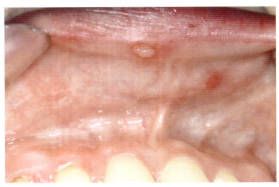

- 大アフタ（左側舌縁）

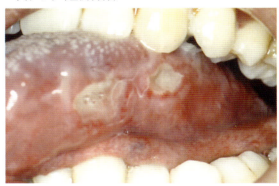

ベーチェット病

- 右側舌縁

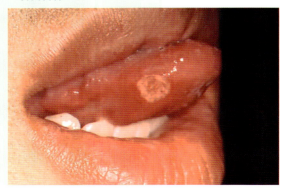

- 左側下口唇

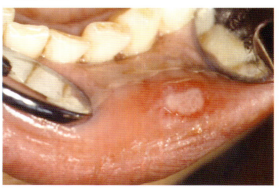

褥瘡性潰瘍

- 歯の鋭縁による褥瘡性潰瘍（左側舌下面）

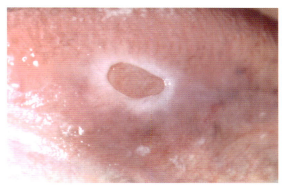

口腔粘膜炎

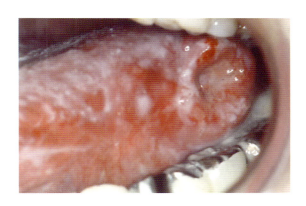

悪性腫瘍

- 歯肉がん（左側下顎歯肉）

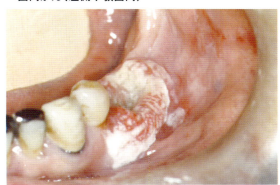

- 歯肉がん（左側上顎歯肉）

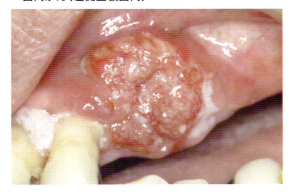

3．口腔粘膜疾患 臨床診断チャート

診査結果 **水疱あり**	問診（自覚症状の有無は？）	診査（他覚症状の有無は？）	
	□ 接触痛	□ 口唇（赤唇皮膚境界部） □ 丘疹性紅斑上に形成される小水疱の集合 □ びらん、潰瘍あり	
	□ 接触痛 □ 神経痛様疼痛	□ 神経支配領域皮膚 □ 強い神経痛様疼痛 □ 小水疱の集合 □ びらん、潰瘍あり	
	□ 接触痛 □ 発熱	□ 強い神経痛様疼痛 □ 小水疱の集合 □ びらん、潰瘍あり	
	□ 接触痛	□ 難治性易出血性びらん □ 口唇、頰粘膜、舌 □ 大水疱（大豆大以上） □ ニコルスキー現象（表面をこすると粘膜上皮が剝離して、びらんを呈する）	

水疱の鑑別診断フローチャートとポイント

口腔粘膜に水疱をきたす疾患は、ウイルス感染症と自己免疫疾患によるものがあります。

ウイルス感染症としては、単純疱疹、帯状疱疹、ヘルペス性口内炎（疱疹性口内炎）の他、小児にみられる水痘、手足口病、ヘルプアンギーナ、麻疹などがあります。

単純疱疹は単純ヘルペス（疱疹）ウイルス、帯状疱疹は水痘・帯状疱疹ウイルスによる感染症で、単純疱疹は赤唇皮膚境界部に、帯状疱疹は神経分布領域に一致して小水疱が集合した状態で出現します。いずれも疼痛を伴うびらんや潰瘍を形成し、特に帯状疱疹は激しい神経様疼痛を伴います。帯状疱疹による口腔粘膜の水疱は、破れやすくアフタ性口内炎の症状を呈します。ヘルペス性口内炎（疱疹性口内炎）は単純ヘルペス（疱疹）ウイルスの感染により発症し、口腔粘膜に多数の小水疱が形成されますが、すぐに破れてアフタ性潰瘍となり、強い接触痛をきたします。

自己免疫疾患によるものとしては、天疱瘡、類天疱瘡などがあります。天疱瘡と類天疱瘡は、皮膚の慢性水疱症が口腔粘膜に発症したもので、口腔粘膜のいずれの部位にも出現します。天疱瘡は水疱が上皮内に形成され、臨床的には尋常性天疱瘡が多くみられます。表面をこすると、容易に粘膜上皮が剝離して

3．口腔粘膜疾患 臨床診断チャート

診断	対応
単純疱疹 ☞ P.38 参照	・抗ウイルス性軟膏（アシクロビル軟膏）
帯状疱疹 ☞ P.38 参照	・歯科口腔外科紹介
ヘルペス性口内炎（疱疹性口内炎） ☞ P.39 参照	・歯科口腔外科紹介 ・抗ウイルス剤投与（アシクロビル）
天疱瘡 類天疱瘡 ☞ P.39 参照	・歯科口腔外科紹介

びらんを呈し、これをニコルスキー現象と呼びます。一方、類天疱瘡は上皮下に水疱が形成されますが、天疱瘡と類天疱瘡の鑑別は視診では困難で、病理組織検査や免疫抗体検査などが必要です。

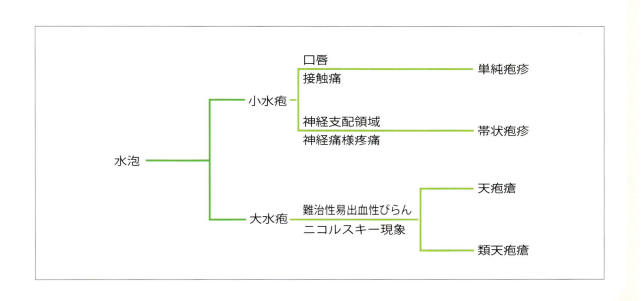

3. 口腔粘膜疾患 臨床診断チャート

臨床診断用資料

水疱

単純疱疹

- 左側口角

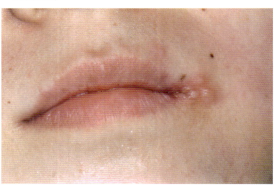

帯状疱疹

- 右側三叉神経第Ⅱ、Ⅲ枝領域

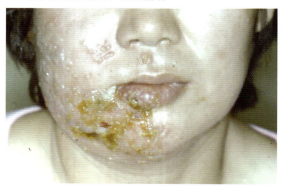

あなたの歯科医院でもできる
がん患者さんの口腔管理

がん患者さんサポートで歯科医療の価値が高まる！

著 杉 政和

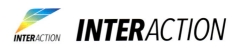

序

　がん治療による副作用やがんの進展に伴う合併症として、口腔にも様々なトラブルが発生しますが、患者の予後や生命に直接影響しないからという理由で、放置されていた状況が最近まで続いていました。しかし、口腔トラブルは、生きるために最も基本的な「口から食べる」喜びと尊厳を奪い、患者のQOLや闘病意欲を大きく低下させるだけでなく、全身合併症を併発したり、低栄養のためにがん治療が中断や中止に追い込まれる場合もあるなど、その影響は決して小さくありません。この問題に対して、近年、口腔管理をがんの支持療法として行うことで、合併症の予防や症状の改善、ひいては患者のQOLの向上にも寄与できることが明らかになるにつれ、がん治療における口腔管理の重要性が医療関係者の間でも徐々に理解されてきています。

　このような状況から、国もがん治療における口腔管理の有用性を認めるようになり、平成24年に改訂された「がん対策推進基本計画」において、「がん治療における医科歯科連携による口腔ケアの推進」が取り組むべき施策として明記された他、周術期口腔機能管理が新たに保険収載されるなど、制度面からもがん治療における口腔管理の普及をめざしています。これにより、われわれ歯科医師はがん治療の際の口腔管理を行う責務を負ったともいえますが、大多数の開業歯科医師にとっては、がん患者の口腔管理といっても何をどうしたらよいのかわからず、壁を感じている方も多いことと思います。

　そこで本書は、歯科医院を開業している歯科医師を対象に、がん患者特有の口腔トラブルと口腔管理の実際について理解していただくことを目的として編集しました。

1.　本書を3冊にわけ、本編には、キュアとケアの一体型口腔管理の必要性、口腔トラブルの種類、診断、歯科医院でできる実際の対応方法、がんに関する基礎知識などをできるだけわかりやすく解説してあります。一度じっくりとお読みください。
2.　2冊目は、口腔管理の時期別対応メニュー、口腔トラブルの診断方法（特に口腔粘膜疾患との鑑別方法についてチャートをたどれば診断できるようにしました）を載せました。診療室での診断の際にチェアーサイドでご活用ください。
3.　3冊目は、周術期口腔機能管理を取り入れる方法やがんサポートのための資料などをまとめました。今後の口腔管理の方向性や歯科医院づくりをスタッフなどと検討される際にご活用ください。

　本書が、がん患者の口腔管理をめざす歯科医師の皆様のお役に立つものとなれば幸いです。最後に、本書の出版にご尽力いただいたインターアクション株式会社の畑めぐみさんと木村明さんに深く感謝いたします。

2017年4月

杉　政和

目次

序 ·· 3

第1章 すべてのがん患者にキュアとケアの垣根を越えた口腔管理が必要とされている ···· 7

1.『歯科医師ががん患者をサポートする』ことの意味 ································ 8
1-1 がんとともに生きる人が増えている ··· 8
1-2 重要度を増すがん治療の副作用へのサポート ······························ 8
1-3 歯科医院こそがん患者の心強い味方 ··· 8
1-4 良好な口腔環境がすべてのがん患者を支えている ························· 9

2.がん患者に対する口腔管理はなぜ重要か？ ··· 10
2-1 口腔トラブルが患者のがん治療完遂を妨げるという現実 ··············· 10
2-2 がんの進行による口腔状態の悪化を防ぐために ··························· 10

3.ケアだけでは管理しきれない口腔トラブル ··· 11
3-1 キュア・ケア一体型での対応の必要性 ·· 11
3-2 がん患者の口腔管理の定義とは ·· 11

4.健康な時から始まっているがん患者の口腔管理 ·································· 12
4-1 日々の管理がものをいう ··· 12
4-2 日々の歯科医療の意義がここにある ··· 12

第2章 口腔トラブルの種類 ―がん患者の口腔内に何が起こっているのか― ········· 15

1.口腔トラブルががん患者のQOLを大きく下げている ·························· 16
1-1 口腔トラブルの2大原因 ··· 16

2.がん治療により起こる口腔トラブル ·· 17
2-1 口腔トラブルは、がん治療における大きな問題 ··························· 17
2-2 患者を苦しめる口腔粘膜炎やその他の症状 ·································· 17

3.がんの進展により起こる口腔トラブル ·· 18
3-1 91.9%の終末期患者が口腔トラブルを訴えている ························ 18
3-2 "食べられない"が招く悪循環 ·· 18

第3章 口腔トラブルの診断 ―的確な問診と口腔内診査が正しい診断を生む― ·········· 21

1.肉眼的所見が最も重要な口腔トラブルの診断 ···································· 22
1-1 口腔トラブルの診断の重要性 ·· 22
1-2 ほとんどが肉眼的観察で発見可能、手順に則って診断する ············· 22
1-3 実際の診断は困難なことが多いのも口腔粘膜疾患の特徴 ··············· 22

2.口腔トラブル診断（臨床診断）までの手順 ··· 24
STEP 1 問診（主観的情報＋客観的情報） ······································· 24
STEP 2 2つの観点からの口腔内診査 ·· 25
STEP 3 臨床診断 ··· 27

第4章 口腔トラブルへの対応 ―キュア・ケア一体型対応ガイド― ……………… 29

口腔粘膜炎 …………………………………………………………………………… 30
原因 ／ 特徴 ／ リスク因子 ／ 病院歯科口腔外科へ紹介するタイミング
歯科医院での対処法 …………………………………………………………………… 36

感染症 ① 口腔カンジダ症 ………………………………………………………… 40
原因 ／ 特徴 ／ 病院歯科口腔外科へ紹介するタイミング
歯科医院での対処法 …………………………………………………………………… 42

感染症 ② 細菌感染症 ……………………………………………………………… 44
原因 ／ 特徴 ／ 病院歯科口腔外科へ紹介するタイミング
歯科医院での対処法 …………………………………………………………………… 45

口腔乾燥症 …………………………………………………………………………… 46
原因 ／ 特徴 ／ 病院歯科口腔外科へ紹介するタイミング
歯科医院での対処法 …………………………………………………………………… 48

味覚障害 ……………………………………………………………………………… 52
原因 ／ 特徴 ／ 病院歯科口腔外科へ紹介するタイミング
歯科医院での対処法 …………………………………………………………………… 56

口臭 …………………………………………………………………………………… 59
原因 ／ 病院歯科口腔外科へ紹介するタイミング
歯科医院内での対処法 ………………………………………………………………… 61

摂食・嚥下障害 ……………………………………………………………………… 62
摂食・嚥下障害とは ／ 原因 ／ 誤嚥と誤嚥性肺炎 ／ 摂食・嚥下の5期モデルとプロセス
モデル ／ 摂食・嚥下検査 ／ 終末期がん患者における摂食・嚥下リハビリテーションの方
法 ／ 病院歯科口腔外科へ紹介するタイミング

歯科的問題① う蝕症・義歯 ……………………………………………………… 71
う蝕症に必要な処置 ／ 義歯に必要な処置 ／ 病院歯科口腔外科へ紹介するタイミング

歯科的問題② 化学療法中の歯科治療 …………………………………………… 73
必要な処置 ／ 病院歯科口腔外科へ紹介するタイミング

歯科的問題③ 放射線療法中・後の歯科治療 …………………………………… 75
必要な処置

付録 がんに関する基礎知識 ……………………………………………………… 79

1．「がん」とは ……………………………………………………………………… 80
1-1 がんの定義 ……………………………………………………………………… 80
1-2 がんの一生 ……………………………………………………………………… 80
1-3 がんと老化 ……………………………………………………………………… 81
1-4 「がん＝死」ではない ………………………………………………………… 81

2．がんはどんな経過をたどるのか ……………………………………………… 82
2-1 がん患者の病の軌跡 …………………………………………………………… 82
2-2 患者の苦痛の変化 ……………………………………………………………… 84
2-3 ケアのあり方 …………………………………………………………………… 85

3．がん治療とは ……………………………………………………………………………… 86

   3-1　集学的治療 ………………………………………………………………………… 86

4．がんの再発と転移 ………………………………………………………………………… 89

   4-1　再発と転移の違いとは …………………………………………………………… 89

5．がんの終末期 ……………………………………………………………………………… 90

   5-1　多様で、明確な規定の難しい終末期 ………………………………………… 90

   5-2　がん患者の死因最多は感染症 …………………………………………………… 90

参考文献一覧 …………………………………………………………………………………… 91

著者紹介 ………………………………………………………………………………………… 92

COLUMN

①そもそもキュアとケアの関係とは？ …………………………………………………… 13

②今求められる口腔ケアの定義 …………………………………………………………… 14

③口渇と口腔乾燥 …………………………………………………………………………… 20

④鑑別診断の落とし穴 ……………………………………………………………………… 28

⑤薬剤関連顎骨壊死（MRONJ） ………………………………………………………… 77

【小冊子】今日から実践アシストブック目次

● チェアサイドで活用編

1．ひと目でわかる！ がん患者の口腔管理 ―時期別目標と対応メニュー………………………………………… 3
　がん診断期 ／ がん治療期 ／ がん再発・転移期 ／ がん終末期

2．このまま使えるがん患者へのトーク集…………… 9
　❶普段の治療時・メインテナンス時から患者に伝えておきたいこと
　❷通院患者から「がん」を申告されたらここに注意
　❸がん患者から「がんの治療に、なぜ歯や口のチェックやケアが必要なのですか？」と質問されたら？
　❹あなたがこれまで受けた質問とその回答をまとめておこう

3．口腔粘膜疾患臨床診断チャート………………… 15
　白色病変あり ／ 赤色病変あり ／ 黒色病変あり ／ 紫色病変あり ／ 腫瘤あり ／ 潰瘍あり ／ 水疱あり

● 医科歯科連携で活用編

1．医科歯科連携を始めるためのノウハウ…………… 3
　❶がん患者の口腔管理：保険収載の周術期口腔機能管理に精通しよう
　周術期口腔機能管理が保険収載された背景とは ／ がん対策推進基本計画でも位置づけされている周術期口腔機能管理
　❷周術期口腔機能管理の流れ
　歯科のない病院と連携する場合 ／ 歯科のある病院と連携する場合
　❸歯科医院で行う周術期口腔機能管理の内容
　通常の治療の説明で十分
　❹どうやってとっかかりをつければいいの？ という疑問に答えて
　どうすれば病院との連携ができるのか ／ STEP 1 病院を選ぶ ／ STEP 2 誠意をもって、わかりやすいプレゼンテーションを行う
　❺病院と歯科医院の連携：最大の問題点は何か？ それを解決する方法は？ ／ 連携がうまくいっている事例はないのか？ ―石川県での実例―
　❻周術期口腔機能管理を行うために、かかりつけ歯科医として行うべきことは何か？

2．今すぐ使える医科歯科連携関連ツール………… 13
　診療室での患者さんへの掲示物 ／ 病院向け配布用資料① ／ 病院向け配布用資料② ／ 病院向け配布用資料③ ／ 周術期口腔機能管理依頼書（診療情報提供書）の一例 ／ 周術期口腔機能管理計画書の一例 ／ 周術期口腔機能管理報告書（Ⅰ・Ⅲ）の一例 ／ 口腔管理経過報告書の一例 ／ 病院内における口腔アセスメント表の一例

装丁・イラスト　加藤りえ

第1章

すべてのがん患者に
キュアとケアの垣根を越えた
口腔管理が必要とされている

【本書の表記について】

• 口腔管理と口腔機能管理

　ほぼ同じ意味と考えられますが、口腔機能管理は口腔機能の管理ととられやすいことから、口腔のケアとキュア（治療）をともに含む「口腔全体の管理」という意味の言葉として、本書では「口腔管理」と呼ぶことにします。

• 副作用と有害事象

　最近は副作用について「薬物有害反応」、「有害事象」という表現がなされていますが、一般的には「副作用」という言葉が使用されることが多いため、本書では「抗がん剤や放射線によって患者にもたらされる、あらゆる有害な反応や症状」という意味で「副作用」という言葉を用います。

1 『歯科医師ががん患者をサポートする』ことの意味

1-1
がんとともに生きる人が増えている

　がんは1981年に死因の第1位となって以来、患者数が増え続け、いまや日本人の2人に1人ががんにかかる時代で、国民病ともいえる状況になっています。がんは高齢になるほど罹患率が高くなる傾向がありますが、日本人の平均寿命はまだ延びるといわれており、がんにかかる人も今後さらに増えることが予想されます。

　ただ、がんが不治の病といわれたのは昔のことで、がん検診やがん治療の進歩によって、がんは早期に発見し治療すれば多くが治る病気となりました。すなわち、これからはがんにかかる人は増えるものの、治る人、また治療を受けながらがんとともに生活する人も増加していくものと考えられます（図1-1）。したがって、自宅で生活しながら治療や療養を続けるがん患者をどうサポートしていくか、その質的、量的な方法について検討する必要性が出てきています。

1-2
重要度を増すがん治療の副作用へのサポート

　一方で、がん治療やがんの進展に伴って色々な副作用が出現し、これが患者のQOLを大きく低下させる一因となっています。そのため、これらの副作用の症状を緩和し、がん患者の生活の質の向上を図ることを目的とした支持療法の充実が急がれています。近年、化学療法（抗がん剤治療）は外来での通院治療が主流となっており、患者は自宅で生活しながら治療を受けています。そのため、副作用が発症した際にどうすればよいのか、患者が不安と戸惑いを訴えることがよくあります。それに対し、例えば、がん治療の副作用としての口腔粘膜炎や口腔乾燥症、味覚障害などの口腔トラブルの出現に備え、がん治療を行っている病院とかかりつけ歯科医院が有機的に連携し、自宅近くのかかりつけ歯科医院に気楽に相談し治療を受けることができれば、患者はどれほど心強く思うことでしょう。

1-3
歯科医院こそがん患者の心強い味方

　このような支援を通し、口腔トラブルによる不快症状を少しでも緩和することにより、患者の食べようとする意欲が生まれ、その人のQOLを精神的・身体的両面からサポートすることができます。このサポートは、がん患者に特有な口腔状態を理解さえすれば、われわれかかりつけ歯科医にとってもそれほど難しいものではありません。院内に歯科を併設する病院が20％弱にすぎないことを考えると、全国の地域医療を担うかかりつけ歯科医院が、がん患者の口腔トラブルに対し口腔管理を行うことができれば、がん患者の口腔へのサポート体制は質的、量的に飛

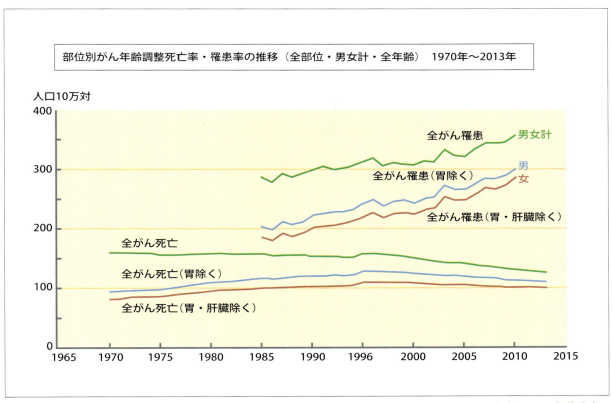

図1-1　年間調整死亡率と罹患率の推移（全年齢）。年齢調整罹患率は1985年以降増加、年齢調整死亡率は1990年代後半から減少している。国立がん研究センター（http://www.ncc.go.jp/jp/）によるがん統計（2015年3月27日更新）より引用改変。

躍的に向上し、患者のQOLの向上にも大きく貢献すると思われます。

1-4 良好な口腔環境がすべてのがん患者を支えている

　歯科医師は、口腔がんに対する治療を除けば、直接がん治療に携わることはありません。

　しかし、歯科医師はすべてのがん患者に対して、口腔環境を整え口腔機能の維持と回復を図ることにより、患者の「食」を支え続けることができます。そしてこのことががん治療の完遂を支えるとともに、がんに立ち向かう「生きる力」を生みだす源となるのです。

2 がん患者に対する口腔管理はなぜ重要か？

2-1 口腔トラブルが患者のがん治療完遂を妨げるという現実

　がん治療が始まると、精神的ストレスや日常生活の崩壊によってブラッシングなどのセルフケアが徐々にできなくなるとともに、抗がん剤や放射線治療によって口腔粘膜炎や唾液分泌低下などをきたすようになります。その結果、口腔状態は悪化し様々なトラブルを引き起こします。口腔内が不潔になると、当然のことながらう蝕の発症や歯周病の増悪化がみられ、義歯も不潔になって口臭や歯肉炎、不明熱の原因となることもあります。「口が乾く」、「すっきりしない」、「味がわかりにくい」といった不快症状もよくみられます。また、口腔カンジダ症などの感染症が発症することもあります。

　このように様々な口腔トラブルのために、「食べたくない」、「食べられない」といった状況になる結果、がん治療を中断、または中止せざるを得なくなることがあります。これはがん治療の計画に直接影響することであり、患者の予後を左右することにもなるのです。

2-2 がんの進行による口腔状態の悪化を防ぐために

　がんの病状が進行して終末期となったがん患者では、全身倦怠感や体力の低下などによってブラッシングがほとんどできなくなる上に、口腔乾燥症などにより口腔内の状態はさらに悪化します。口腔内は非常に不潔で不快なものとなり、口腔カンジダ症などの感染症が重篤化したり、誤嚥性肺炎などの重大な合併症を引き起こすこともまれではありません。その結果、食べることができなくなり、精神的・身体的な QOL の著しい低下は避けられなくなります。

　これらはいずれも口腔内の変化や合併症の発生を見過ごしたり、対応できなかったことが原因と考えられます。これを予防・治療して少しでも口腔内の様々な症状を緩和するために、口腔の管理が必要になるのです。

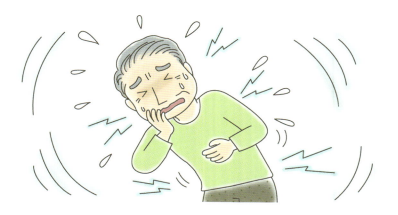

ケアだけでは管理しきれない口腔トラブル

3-1 キュア・ケア一体型での対応の必要性

医療では本来、常にキュアとケアの両方が必要で、病状によってキュアとケアの比率が変わるだけと捉えるべきでしょう。例えば終末期の医療では、ケアの比率はたしかに高くなりますが、ケアだけですべてが解決するわけではありません。また、緩和ケアという言葉から、われわれはあたかもケアだけが行われている印象を抱きがちですが、実際には的確なキュアが必要になる場面も多くみられます。すなわち、キュアとケアの垣根のない一体化された医療サービスが提供されるべきなのです。

3-2 がん患者の口腔管理の定義とは

このキュア・ケア一体型の医療サービスは、これからの医療に最も求められているものであり、がん患者への口腔管理も例外ではありません。わが国では「口腔ケア」という言葉の意味が、口腔清掃や口腔保健指導などといったキュアを含まない「ケア」として考えられている場合がほとんどです。しかしながら、キュアはケアの一部であり、ケアの中にキュアも含まれていると考えると(P.13参照)、本来の「口腔のケア」とは、口腔清掃や口腔保健指導だけでなく、予防や治療をも広く含む考え方、すなわち欧米における「オーラルヘルスケア oral health care」であるべきと思われます。

この観点でがん患者への口腔管理を定義するならば、「患者の口腔不快症状や口腔合併症、機能障害に対する予防、診断、治療、管理、リハビリテーション、ケアなどを広く包括することによって、口腔の健康の保持、増進を図るための口腔管理」と考えられ、口腔トラブルを緩和してがん患者を支える、がん支持療法の一つということができます。

4 健康な時から始まっているがん患者の口腔管理

4-1 日々の管理がものをいう

　一般的にがんの終末期に近づくほど、口腔状態は劣悪化していきます。ADL（Activities of Daily Living：日常生活動作）が比較的保たれセルフケアが可能な間は口腔状態は良好ですが、それでもがん治療開始時点の口腔状態よりも良くなることはありません。

　すなわち、がん治療を開始する時の口腔が、日頃から適切なケアと治療が行われ非常に良好な状態であれば、がん治療の進行や再発・転移によって口腔状態が徐々に悪化したとしても、依然良好に保たれていることが多く、食事や会話に問題が起こることは少ないのです。

4-2 日々の歯科医療の意義がここにある

　一方で、日常的に口腔の健康に注意を払わず、う蝕や歯周病を放置するなど口腔状態がもともと良くない場合には、がん治療やがんの進行に伴って口腔状態は一気に悪化し、非常に深刻な口腔症状や口腔機能の低下をきたす例が多くみられます。要するに、健康な時から口腔の健康に注意を払い、必要な歯科的治療と口腔管理をきちんと受け、口腔の健康レベルを高く保っておくことこそが、がんになっても口腔状態の悪化を最小限に食い止め、「食べられる」状態を長く保つ秘訣なのです（図1-2）。そしてこの点にこそ、われわれ歯科医師が患者の口腔疾患の治療と口腔機能の改善のために行っている日々の歯科医療の本当の意義があるといえます。

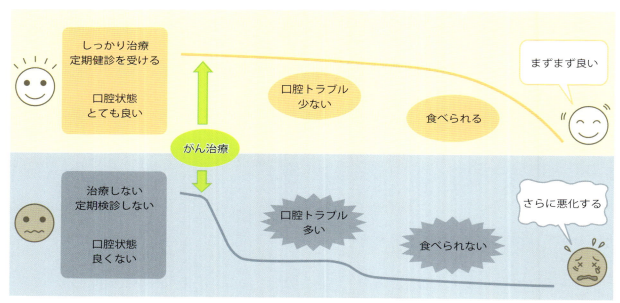

図1-2　通常から必要な歯科医療と口腔管理を受けているといないでは大違い。

COLUMN 1　そもそもキュアとケアの関係とは？

1．キュアとケアの意味

　一時期、「キュアからケアへ」が叫ばれ、いまや「ケア」という言葉は医療や福祉の世界だけでなく、われわれの身近な生活の中にもあふれ、超高齢社会のキーワードともいえる意味を持つようになりました。

　英和辞書によれば、「ケア (care)」には非常に幅広い意味があり、「心配」、「不安」などの「心のあり方」を表す意味と、「注意」、「気にかけること」、さらには「看護」などの「援助行動」を表す意味があるとされています。

　医療面での解釈としては、看護・医学辞典によれば、『「ケア」とは「疾患の治療」（cure：キュア）に対する概念として、米国の医師 F.W. ピーボティーによって 1927 年に提唱された概念で、わが国では明確な定義づけがなされないまま使用され、看護あるいは介護と同義語として用いられる場合が多いが、看護業務のうちの「療養上の世話」がケアにあたる』とされています[1]。

　一方、「キュア」について生命倫理辞典では『キュアにおいては、医師のいう通りにしていれば傷病は治るとされ、患者は医師の命令に服従するということになりがちである。またキュア偏重の医療は、人間よりも傷病を重視する。この病気にはこの薬というような画一化が促進され、患者の個別性は軽視されることになる。また傷病を治すことを目標とするキュアは、健康から逸脱した患者を正常に戻そうとする。このことは、健康者に対する傷病者、正常者対異常者、強者対弱者という分断された対比関係を形成する。また、キュアを構成する科学的な研究や技術・経験の集積には専門家が必要であるが、情報や技術が専門家に独占されるという特色を持つことが、キュアを教示的・指導的・命令的なものにし、治療者を強者に、患者を弱者に置く傾向を生みだす要因となっている。キュア偏重の医療から、キュアとケアのバランスのとれた医学へのシフトが要請されるゆえんである』と記されています[2]。

2．元来、キュアはケアの一部だった

　「キュア」を英和辞書で調べると、「治療」、「療法」と並んで「治癒」、「回復」とも書いてあります。そもそも「治癒」とは、「治す」と「癒す」から成り立っており、病気やけがが治癒するには「治す（キュア）」と「癒す（ケア）」の両方が必要であることを表しているのかもしれません。

　おそらく最も古い医療は、痛みのある場所や具合の悪い場所に手をやさしく置いたり、さすったりする「手当」、すなわち「ケア」であったろうと推測され、これこそが医療の原点といえます。そこに、ケアの効果をさらに高める技術（医術）が開発され、これを専門的に行う職業として医師が登場し、医術を行うことが「治療（キュア）」となったと思われます。つまりキュアはケアと対立するものではなく、むしろキュアはケアから発生した、ケアの一部であると考えられます。しかし、病院という医療制度では、キュア（治すこと）とケア（気遣うこと）を分割することから始まり、キュアを担当するのが医師、ケアを担うのが看護師という役割分担が行われたことが、キュア偏重の医療を生みだした一因と思われます。「キュアからケアへ」といってもキュアが全面否定されるわけではなく、医療の目的を従来の疾患の治癒や救命だけに置かずに、患者の QOL を重要視した、すなわち患者の「生活」にももっと配慮した医療への見直しの動きであると考えられます。

COLUMN 2　今求められる口腔ケアの定義

１．「口腔ケア」という用語の歴史をひも解いてみると

　歯科医療においては、以前は「ケア」という言葉はなく、「口腔衛生」などという言葉が使われていました。それが30年程前に歯科関係者が中心となって設立した日本口腔ケア研究会（後に日本口腔ケア学会）において、看護領域で頻用されていた「ケア」という言葉を用いて「口腔ケア」という用語が新たに作られ、以後この言葉が使われるようになりました[3]。「口腔ケア」という用語が文献上に登場するのは、1982年に田村が看護雑誌に報告したもの[4]が最初と思われます。

　2002年に日本口腔ケア学会が、誤解を防ぐために「口腔ケア」という用語を商標登録しましたが、論文などを含め、一般的な使用についてはまったく問題ないとされ、今後はむしろ国民の間に広めていくことが望まれています[3]。

２．口腔ケアの定義と分類は職種間で統一されていないのが現状

　「ケア」と同様に、いまだ「口腔ケア」について統一された定義はありません。現在口腔ケアは、医療、看護、介護、在宅などの幅広い分野で行われていますが、定義が定まっていないことから、歯科医師や歯科衛生士、医師や看護師、介護職などの職種ごとにそれぞれ異なる捉え方をされているのが現状です。現在のところ、口腔ケアの分類と定義については、**表1-1**に示すものが提唱されています[5]。

　なお現在、「口腔ケア」に関連する用語の整理と役割を明確にするために、日本歯科医学会において、「口腔ケア」に関する検討委員会が設置されており、先頃中間報告が発表されました[6]。そこでは、「いわゆる口腔ケア」は「口腔健康管理」という用語に置き換えることとし、**表1-2**に示す各用語の内容と関係性が提案されています。

表1-1　口腔ケアの分類と定義[5]

【狭義と広義による分類】
　狭義の口腔ケア：Oral Cleaning ／ Oral Hygiene Care
- 口腔疾患や気道感染の予防を目的とする口腔清掃や口腔保健指導
- 日本における「口腔ケア」はこれを指すことが多い

　広義の口腔ケア：Oral Health Care
- 口腔疾患や機能障害に対する予防、治療、リハビリテーション、管理、ケアなどを目的とする歯科治療から機能訓練までを含む広い概念
- 欧米における「口腔ケア」はこれを指すことが多い

【ケアの内容による分類】
　器質的口腔ケア：口腔清掃を中心とするケア
　機能的口腔ケア：口腔機能訓練を中心とするケア

【ケアの主体による分類】
　日常的（一般的、標準的）口腔ケア：口腔機能を維持し、生活援助を目的とした看護師、介護者、家族などが行う口腔ケア
　専門的口腔ケア：口腔機能を改善させ、生命の維持・延伸を目的とした歯科医師および歯科衛生士が行う口腔ケア

表1-2　口腔健康管理の捉え方

口腔健康管理	口腔機能管理	項目例	う蝕処置、感染根管処置、口腔粘膜炎処置、歯周関連処置 *、抜歯、ブリッジや義歯等の処置、ブリッジや義歯等の調整、摂食機能療法　など
	口腔衛生管理		バイオフィルム除去、歯間部清掃、口腔内洗浄、舌苔除去、歯石除去　など
	口腔ケア	口腔清掃等	口腔清拭、歯ブラシの保管、義歯の清掃・着脱・保管、歯磨き　など
		食事への準備等　項目例	嚥下体操指導（ごっくん体操など）、唾液腺マッサージ、舌・口唇・頬粘膜ストレッチ訓練、姿勢調整、食事介助　など

*歯周関連処置と口腔衛生管理には重複する行為がある

第2章

口腔トラブルの種類
―がん患者の口腔内に何が起こっているのか―

1 口腔トラブルが
がん患者のQOLを大きく下げている

1-1
口腔トラブルの2大原因

　がん治療中や終末期のがん患者の口腔内は、セルフケアが徐々に困難となることに加え、がん治療や病態の進展に伴う様々な要因から、「不潔」で「不快」なものとなりやすく、色々な疾患を引き起こすことがあります。これらの口腔トラブルは、他覚的にはあまりたいした問題にみえなくても、患者本人にとっては大変つらい症状であることが多く、がん患者の生活面でのQOLを大きく下げることになります。

　がん患者の口腔トラブルには、
①化学療法や放射線療法などのがん治療によるもの。
②がんの進展に伴う再発・転移期や終末期におけるもの。
があります（図2-1a、b）。

化学療法によるもの

- 口腔粘膜炎
- 味覚障害
- 唾液腺機能低下（口腔乾燥症）
- 感染症（口腔カンジダ症、歯性感染など）

放射線療法（口腔領域が照射野に入る場合）によるもの

- 口腔粘膜炎
- 唾液腺機能低下（口腔乾燥症）
- 味覚障害
- 放射線性顎骨壊死
- 放射線性う蝕

図2-1a　がん治療によって起こる口腔トラブル。

再発・移転期や終末期の口腔トラブル

- 口腔乾燥症
- 感染症（口腔カンジダ症、歯性感染など）
- 味覚障害
- 歯科的問題（う蝕症、義歯など）
- 嚥下障害

図2-1b　がんの進展によって起こる口腔トラブル。

2 がん治療により起こる口腔トラブル

2-1 口腔トラブルは、がん治療における大きな問題

　化学療法や放射線療法に伴って生じる口腔トラブルは、従来、がん治療と直接関係がないものとして、わが国ではほとんど注目されることなく放置されてきました。しかし近年、口腔トラブルによる経口摂取の低下に伴う低栄養のためにがん治療が中断もしくは中止され、予後に悪影響を及ぼす症例や、口腔トラブルによる疼痛などのために患者のQOLが低下したり、入院期間が延長し治療費の増大にもつながることが明らかになっています。それにつれ、欧米のがん医療従事者の間では口腔粘膜炎などの口腔トラブルは、がん治療において無視できない大きな問題であるとの認識が広まってきています[1]。

2-2 患者を苦しめる口腔粘膜炎やその他の症状

　がん治療中に最も問題となるのは口腔粘膜炎です。口腔粘膜炎自体は数週間で改善するため、その後、ほとんど問題となることはありませんが、口腔粘膜炎が発症している間は、接触痛や嚥下痛などのために食事が摂れなくなったり、口腔粘膜の潰瘍部分から二次感染をきたし、発熱や疼痛の原因ともなります（第4章参照）。

　また、がん治療により味覚障害や口腔乾燥症を発症することもあります。特に味覚障害は客観的に評価することが難しく、他覚的には軽症と思えても患者の自覚的なつらさが大きい場合は食欲不振などをきたし、がん治療に影響を及ぼす場合があります。

　その他、がん治療による骨髄抑制から好中球減少症を発症すると、口腔内が不潔な場合では口腔細菌の感染や、日和見感染としての口腔カンジダ症などを併発することもあります（図2-1a、b）。

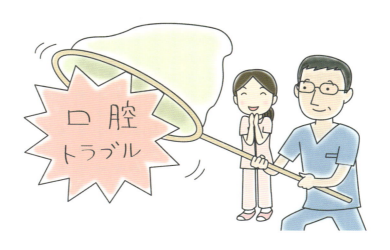

3 がんの進展により起こる口腔トラブル

3-1
91.9％の終末期患者が口腔トラブルを訴えている

終末期のがん患者を長期にわたって苦しめるのは、口腔清掃不良による不快感（口が気持ち悪い、すっきりしない）や合併症（う蝕や歯周病の増悪、膿瘍など）、唾液分泌減少に伴う口腔乾燥症、様々な原因から起こる味覚障害などです。特に口腔乾燥症や味覚障害は、摂食時の疼痛や味気なさのために食欲不振を招く一因となり、患者のQOLや闘病意欲を大きく下げることになります（図2-2）。

筆者が緩和ケア病棟入院中の終末期がん患者に口腔トラブルについてのアンケート調査を行った結果では、91.9％の患者が何らかの口腔トラブルを訴えていました。なかでも唾液減少による口腔乾燥のつらさを訴える患者が最も多くみられました[2]（表2-1、2-2）。

3-2
"食べられない"が招く悪循環

食欲不振などにより口から食べなくなると、咀嚼筋の廃用萎縮やサルコペニアから摂食・嚥下障害となることもあり、悪液質を招く一因となります。さらに摂食・嚥下障害に加えて、口腔衛生状態が悪く口腔内が不潔になっている場合は、口腔細菌（特に嫌気性菌）の増殖が起き、細菌を多く含んだ唾液を誤嚥することにより誤嚥性肺炎を起こし、致命的となることがあります。

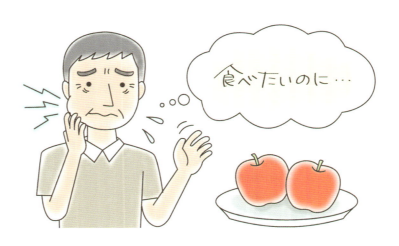

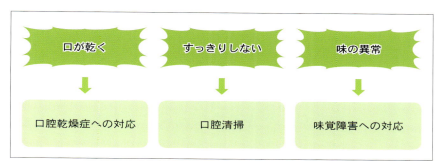

図2-2 終末期がん患者の口腔不快症状とその対応。

表2-1 終末期がん患者62人と健常な高齢者188人に行った21項目の口腔トラブルに関するアンケート調査結果（上位5項目／重複回答あり）

対象		終末期がん患者			健康な高齢者		
順位・項目・人数・%	1位	口の中が乾いてヒリヒリする	29人	46.8%	入れ歯ががたつく	28人	14.9%
	2位	口の中がねばねばする	28人	45.2%	歯ぐきから血が出やすい	27人	14.4%
	3位	口の中が気持ち悪く、すっきりしない	27人	43.5%	口が臭い	23人	12.2%
	4位	しゃべりにくい	17人	27.4%	しゃべりにくい	23人	12.2%
	5位	食べ物の味がわかりにくい	13人	21.0%	歯がしみたり、痛みがある	18人	9.6%

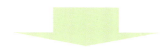

表2-2 アンケート結果のまとめ

	終末期がん患者（62人）	健康な高齢者（188人）
不快症状あり	57（91.9%）	121（64.4%）
不快症状なし	5（8.1%）	67（35.6%）
1人あたりの不快症状数	4.0	2.3
上位5項目の特徴	唾液量の減少や唾液性状の変化に起因する不快感	義歯、歯、歯周組織に起因する不快感
しゃべりにくさの原因*	口腔乾燥	義歯の不適合

*「しゃべりにくい」原因について聞いたところ、終末期がん患者では全員が「口が乾いてしゃべりにくい」と答えた一方、健康な高齢者では23人中20人が「義歯が合わないので、しゃべりにくい」とのことであった。

COLUMN 3　口渇と口腔乾燥

　口渇とは飲水行動を伴う「かわき」の感覚で、細胞外液の浸透圧が上昇して視床下部や胸腔の浸透圧受容器が浸透圧の上昇を感知し、中枢が刺激された生理的状態をいいます[3]。口渇中枢は、第三脳室の前腹側壁に添ったＡＶ３Ｖと呼ばれる領域と視神経核の前側方にある領域で、この両者を合わせて口渇中枢といい、この部位が高張液に反応すると口渇感が出現します[4]。また体液量の減少によっても口渇感が出現し飲水行動が惹起される他、下垂体後葉からバゾプレッシン（抗利尿ホルモン）が分泌され腎臓に働いて水の再吸収を行い、体液の恒常性が維持されています。体液量の減少は右心房などの容積受容器が感知します[5]。口渇感が出現する原因には、①口腔乾燥、②血液浸透圧の増加、③細胞外液量の低下（たとえば出血による循環血液量の低下は、塩分・水分ともに消失するため、浸透圧の変化はありませんが口渇感は出現します）、④容量調節機構と深く関わりをもつアンギオテンシンⅡの増加などがあげられます[4]。

　これに対して口腔乾燥は、唾液分泌の減少や唾液蒸発の亢進によって口腔や咽頭の粘膜が乾燥する状態を指し、口腔乾燥の状態をきたした病態を口腔乾燥症といいます。このように、口渇と口腔乾燥は本来異なるものですが、口渇を感じる場合の多くが口腔乾燥を伴っていることから、両者を混同して「口渇」と表現されることも多いようです。

口渇と口腔乾燥は別物

【口渇】
飲水行動を伴う「乾き」

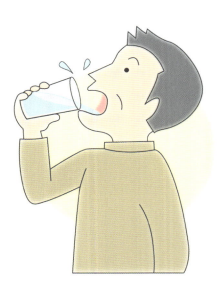

【口腔乾燥】
口腔や咽頭の粘膜が乾燥

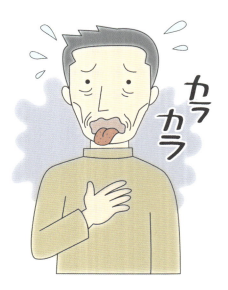

第3章

口腔トラブルの診断
―的確な問診と口腔内診査が正しい診断を生む―

1 肉眼的所見が最も重要な口腔トラブルの診断

1-1 口腔トラブルの診断の重要性

　がん患者への支持療法としての歯科医療に携わる歯科医師に最も求められることは、患者の口腔トラブルを的確に診断することです。歯に関する診断はもとより、舌や口腔粘膜の病変に対する診断が求められます。診断にあたっては、①患者への問診による主観的情報と、②患者の身体診査（口腔病変に対しては口腔内診査）や各種の検査などの客観的情報がともに必要になります。

1-2 ほとんどが肉眼的観察で発見可能、手順に則って診断する

　口腔粘膜には、多くの疾患が色々な原因で出現し、そのすべてを含めて口腔粘膜疾患と呼ばれています。口腔粘膜疾患は、ほとんどが肉眼的に直接観察することができるため、その診断にあたっては視診や触診によって病変をよく観察し、その特徴を把握することが大切です。すなわち、口腔粘膜疾患の診断には肉眼的所見が最も重要で、これに臨床経過、既往歴をもとに組織学的所見を加えて確定する必要があります。実際の手順としては、口腔内の各部位を順に観察し、色の変化、腫瘤の有無、潰瘍の有無、水疱の有無などの症状から診断の目安をつけ（臨床診断）、必要に応じ病理組織検査や血液検査などの検査を行って確定診断を得る方法が合理的と考えられます。

1-3 実際の診断は困難なことが多いのも口腔粘膜疾患の特徴

　しかし、口腔内は唾液で湿潤していることに加え、食事などによる機械的刺激や口腔内常在菌による混合感染を受けやすいことなどから、非特異性の慢性炎症を合併していることも多く、実際の診断には困難をきたすことが多いのも事実です。また、口腔粘膜疾患の分類は現在なお極めて難しく、かつ統一性のないものとなっており、この点もわれわれが口腔粘膜疾患への対応に苦慮する一因となっています。

　ちなみに、口腔粘膜疾患を部位別、症状別、原因別に分類し[1]、表3-1に示します。

表3-1　口腔粘膜の部位、主症状、原因別分類（参考文献 1 より引用改変）

分類	疾患
部位別分類	①舌に発生する疾患 ②頬粘膜に発生する疾患 ③口蓋に発生する疾患 ④口底・舌下部に発生する疾患 ⑤口唇に発生する疾患 ⑥歯肉に発生する疾患
主症状別分類	①白斑を主症状とする疾患 ②紅斑およびびらんを主症状とする疾患 ③腫瘤を主症状とする疾患 ④潰瘍を主症状とする疾患 ⑤水疱を主症状とする疾患 ⑥色素沈着を主症状とする疾患
原因別分類	①細菌・真菌感染による疾患 ②ウイルス感染による疾患 ③自己免疫疾患による疾患 ④薬剤に起因する疾患 ⑤腫瘍性病変 ⑥嚢胞性疾患

口腔トラブル診断（臨床診断）までの手順

STEP 1

問診
（主観的情報＋客観的情報）

　主訴、現病歴、自覚症状、既往歴、家族歴について患者と対話しながら病歴についての情報を得ることを問診といいます。近年は、問診について「医療面接」という用語が用いられるようですが、病歴採取が正確にできれば、どちらの用語を用いてもよいかと思います。本書では、従来通りの問診という用語を用いることとします。

　診断を進めるにあたっては、病歴を聴取する問診と、現症の把握に必要な診察（診査）および臨床検査が行われますが、問診は診断の第一歩であり、これが的確にできれば診断の大きな手がかりとなります。

　がん患者の口腔トラブルの診断には、まず患者に問診を行い口腔に関する自覚症状の有無を確認することが欠かせません。

　特定の症状を自覚していない場合には、「何か気になることはありませんか」というオープンクエスチョンを行うのが一般的ですが、「何もない」という答えでも、細かい項目ごとに「はい・いいえ」で回答するクローズドクエスチョンで質問すると、症状がみられることがあるため注意が必要です。

　また、特定の症状を自覚している場合には、その症状についての現病歴を聴取する必要があります。すなわち、いつから、どの部位に、どんな症状が、どんな状態で（症状の強弱や範囲の広がりなど）、どんな経過をたどって現在に至っているかについて問診を行います。特にがん治療の始まる以前からあったかどうかを明らかにしておくことが大切です。その症状ががん治療開始以降に出現した場合には、がん治療による副作用の可能性も十分に考慮する必要があります。

STEP 2

2つの観点からの口腔内診査

phase 1　口腔内診査

口腔内診査は、患者の口腔内をくまなく診査し問題となる病変の有無を明らかにすることであり、最も基本的かつ重要な客観的情報です。

口腔を形成する組織は、大別すると硬組織と軟組織にわけられ、硬組織には歯と顎骨、軟組織には口腔粘膜、筋肉組織、神経・血管、唾液腺などの諸組織があります。したがって、口腔内診査にあたっては、硬組織と軟組織にわけた上で、図3-1aに示す順に行っていけば見落としが少ないと思われます。

phase 2　口腔粘膜診査

なかでも最も難しいのが口腔軟組織の診断で、表層の口腔粘膜に現れる病変を視診や触診によって的確に診断する必要があります。口腔粘膜疾患を構成する疾患は、炎症性、腫瘍性、外傷性、先天異常、代謝性など多岐にわたり、その診断には口腔外科的知識が必要になります。

口腔内を診査するにあたっては、見落としのないよう、例えば、舌、頬粘膜、口蓋、口底・舌下部、口唇、歯肉の順に診査していくなどのように、自分なりのやりやすい順番を決めて行うことが大切です（図3-1b）。

各部位を診査する際には、以下の4つのポイントについてチェックし、重要かつ特徴的な症状を把握することが非常に重要です。すなわち、
①特徴的な色の変化はないか？
②腫瘤はないか？
③潰瘍はないか？
④水泡はないか？
について、症状の有無を確認していきます。

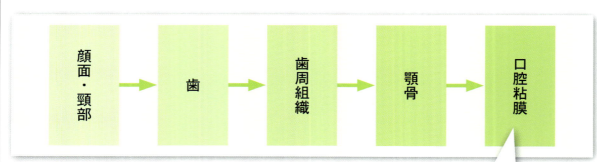

図3-1a 口腔内診査の手順。

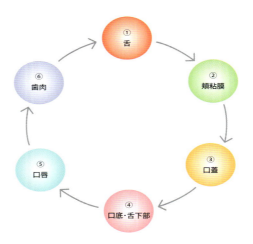

観察ポイント①

特徴的な色の変化はないか？

粘膜の限局性の色の変化を斑といい、色調によって4種に分かれます

観察ポイント③

潰瘍はないか？

組織欠損の深さによってびらん（erosion）と潰瘍（ulcer）にわけられます。びらんも潰瘍も、上皮が欠落しているため、血管結合組織が外部に露出した状態となり、外部刺激の影響を強く受けることになります

観察ポイント②

腫瘤はないか？

体内にできた腫れもの一般を腫瘤（tumor）といいますが、原因や組成に関係なく、炎症や増殖性疾患で肥厚・肥大した組織、腫瘍（neoplasm、tumor）、内腔に分泌液や泥状物を含んだ袋状の嚢胞（cyst）、内部に膿汁空洞のある膿瘍（abscess）、などをさします

観察ポイント④

水疱はないか？

水疱は、液体を内容液にもつ限局性病変で、大きさと内容液により、小水疱、水疱、大水疱、膿疱にわけられます

図3-1c 口腔粘膜診査。

STEP 3
臨床診断

問診で得られた主観的・客観的情報と口腔内診査で得られた客観的な症状を、総合的に検討・判断して、臨床診断を導き出していきます（図3-2）。その過程の考え方を明確にするための一助として、診断チャート（今日から実践アシストブック チェアサイドで活用編参照）を用意しましたのでご活用ください。

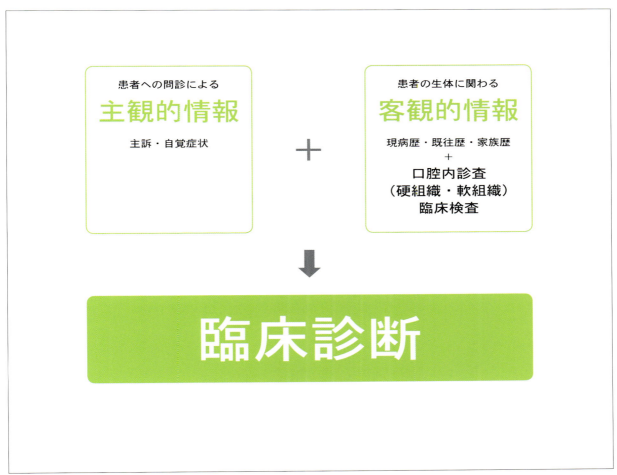

図3-2　口腔トラブルの診断においては主観的情報と客観的情報を収集する。

COLUMN 4　鑑別診断の落とし穴

がん患者によくみられる口腔トラブルのうち鑑別診断が必要になるのは、口腔粘膜炎、口腔カンジダ症、ウイルス感染症の3つです。また、がん治療（化学療法、放射線療法）の有無、内容、トラブル発症時期も鑑別診断に重要な意味をもちます。

1．がん治療開始後1週間〜治療終了後数週間以内に発症したトラブルの場合

まず口腔粘膜炎の可能性を疑います。問診として、自覚症状（接触痛、自発痛などの疼痛）、抗がん剤の種類（口腔粘膜炎を起こしやすいものか否か）、放射線の照射野（口腔内が照射野に含まれるか否か）、治療開始時期などを確認します。症状としては、初期は粘膜紅斑のみですが、次第にびらんや潰瘍が出現し、広範な粘膜紅斑と潰瘍を形成すると強い疼痛を伴い、摂食障害をきたします。一般に化学療法よりも放射線照射の方が強い症状を呈します。

他の病変との鑑別は、白板症は自覚症状がないこと、口腔カンジダ症や口腔扁平苔癬は軽度〜中等度の刺激痛を伴うことや臨床像から、ヘルペス性口内炎は突然に小水疱が発生し、水疱が破れてびらんや潰瘍となり、強い接触痛や自発痛を伴うことなどから判断します。

口腔粘膜炎でなければ、次に口腔カンジダ症を疑います。白斑を軽くこすって剥離すれば剥離性口腔カンジダ症、剥離しなければ肥厚性口腔カンジダ症か白板症、接触痛の強い紅斑や萎縮した赤い粘膜は紅斑性萎縮性口腔カンジダ症です。判断に迷うようなら、抗真菌剤を1週間投与して効果をみる治療的診断法もありますが、抗真菌剤が無効の時や診断できない時は、病院歯科口腔外科や口腔外科専門医へ紹介することが望まれます。

2．がん治療開始後1週間以内または治療終了後数週間以降に発症したトラブルの場合

口腔粘膜炎の可能性はほとんどありませんが、口腔カンジダ症の可能性を常に考えなければなりません。終末期のみならずがん治療による免疫機能低下や全身状態の悪化、口腔内の不潔化に伴って日和見感染としての口腔カンジダ症が発症しやすくなります。このような状態の時には、ヘルペスなどのウイルス感染症も起こりやすくなるため、注意が必要です。

舌に発症した口腔カンジダ症の白斑は、舌苔との鑑別が必要になりますが、両者が同時に発生していることもあります（今日から実践アシストブック チェアサイドで活用編 P.19 舌苔の写真参照）。その場合、舌苔は舌根部から舌背中央部に、口腔カンジダ症は舌縁部付近にみられることが多いようです。剥離性口腔カンジダ症は、舌苔と一緒にこすり取れるため鑑別しやすいのですが、肥厚性口腔カンジダ症と強固な舌苔が一体化しているような症例では、境界も不明で剥離しないことから診断に苦慮する場合があります。このような時には、舌苔を無理に取らずに抗真菌剤を1〜2週間内服させると口腔カンジダ症が消失し、舌苔も取りやすくなります。

また、舌に発症した紅斑性萎縮性口腔カンジダ症（P.41 図 4-10 参照）は乳頭が萎縮して赤く平滑となり、ヒリヒリとした痛みや灼熱感、口角炎を伴いますが、時に舌痛症との鑑別が必要になることがあります。この場合、紅斑性萎縮性口腔カンジダ症は安静時には疼痛は少なく摂食時の刺激により疼痛が増大しますが、舌痛症はその逆で、安静時に疼痛が強く摂食時には疼痛が軽減し刺激物でも食べられるという特徴があり、この点からも鑑別が可能です。

第4章

口腔トラブルへの対応
―キュア・ケア一体型対応ガイド―

口腔粘膜炎

化学療法　放射線療法　全身状態の悪化

原因

▶一般の口内炎とは区別してとらえる

抗がん剤投与や放射線治療による副作用としての口腔粘膜の炎症を口腔粘膜炎（oral mucositis）といい（図4-1）、口腔粘膜や歯周組織を含む口腔の一般的炎症性病変を指す口内炎（stomatitis）とは区別しています。広義には、口腔内の炎症性病変はすべて口内炎ということになりますが、炎症が解剖学的に一領域に限局している時にはその部位の名称をつけて「歯肉炎」、「舌炎」などと表記したり、「アフタ性口内炎」のように特定の炎症性疾患を示すこともあります。しかしながら、医科や看護領域の書物ではこのような厳密な区別はされておらず、「口腔粘膜炎」を単に「口内炎」と記載しているものがほとんどです。

①直接作用

口腔粘膜炎の原因は、抗がん剤や放射線照射によって発生するDNA損傷や活性酸素による直接的な細胞毒性ですが、それに加えて粘膜下組織でのサイトカインによる炎症反応やアポトーシスによる上皮細胞の欠損などの複雑が起こり、開始期から回復期までの5期にわけられています[1,2]（図4-2）。

②二次感染

この中で最も重要な時期は、上皮が欠損する第4期の潰瘍期で、潰瘍形成のために強い疼痛を伴うとともに、上皮が欠損するために口腔内細菌、特にグラム陰性菌が感染しやすくなり、細菌内毒素（LPS）が粘膜下組織を直接刺激してマクロファージからサイトカインの放出を促す結果、組織傷害をさらに増悪化させ、口腔粘膜炎を一層重篤なものにしてしまいます。この重篤化を防ぐためにも、口腔内清掃を徹底して感染を防ぐことが大変重要です（図4-3）。

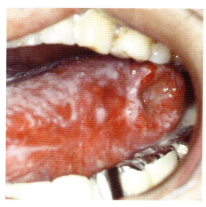

図4-1　左側舌縁部舌がんに対する放射線治療による口腔粘膜炎（WHO、NCI-CTCAEグレード評価ともにグレード3（P.34参照）。

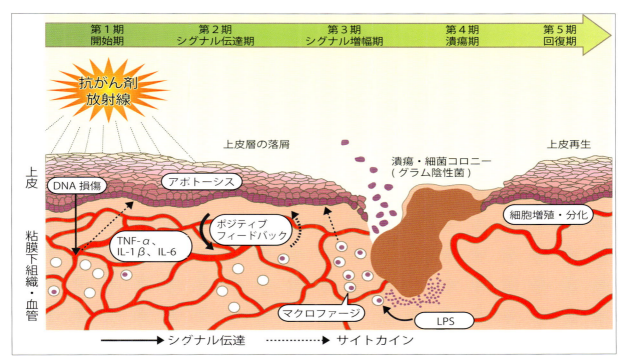

図4-2 口腔粘膜炎の発生機序（参考文献1、2より引用改変）。

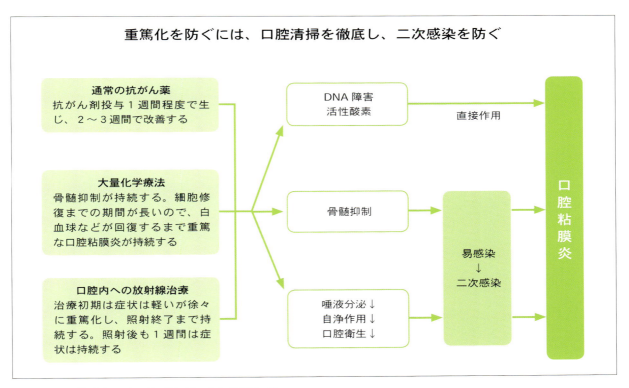

図4-3 口腔粘膜炎の原因（参考文献3より引用改変）。

特徴

▶ 従来の抗がん剤では40％の患者にみられる

① 抗がん剤による口腔粘膜炎の特徴

　抗がん剤による口腔粘膜炎は表4-1に示すように、細胞分裂能の高い細胞に作用する細胞障害性の抗がん剤（従来型の抗がん剤）では約40％の患者にみられ、症状も重篤化しやすいという特徴があります。口腔粘膜の細胞は、2週間程度の短いサイクルで再生を繰り返しているため抗がん剤の影響を受けやすく、投与開始後2〜10日頃から口腔粘膜炎が発生します（図4-4）。改善は白血球の回復速度に依存し、治癒までに2〜3週間を要します。一方、分子標的薬では20％未満の出現率で、その症状も比較的軽度とされていますが、mTOR阻害薬では高頻度に口腔粘膜炎が出現するため注意が必要です。

　口腔粘膜炎を発症しやすい抗がん剤としては表4-2に示すようなものがあり、特に5-フルオロウラシル系、メトトレキサート、シタラビン、ドセタキセル、パクリタキセル、ドキソルビシン、ビンクリスチンなどに注意が必要です。発症部位は、口腔粘膜の可動部に多くみられ、口唇の粘膜面、頬粘膜、舌（舌縁、舌腹）、軟口蓋などが好発部位とされています。

表4-1　抗がん剤による違い

	細胞障害性薬 （従来型抗がん剤）	分子標的薬
出現頻度	約40％	20％未満
症状の程度	重篤化しやすい	比較的軽度

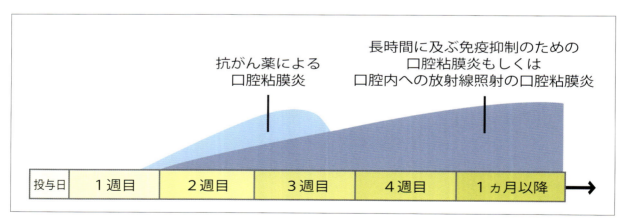

図4-4　口腔粘膜炎のみられる時期（参考文献3より引用改変）。

表4-2　口腔粘膜炎を起こしやすい抗がん剤（単剤使用時／参考文献3より引用改変）

	分類	一般名	主な商品名
細胞障害性薬	代謝拮抗薬	5-フルオロウラシル系	5-FU、S-1、ゼローダ®、フトラフール®
		メトトレキサート	メソトレキセート®
		シタラビン	キロサイド®、スタラシド®
		ヒドロキシカルバミド	ハイドレア®
	アルキル化薬	シクロフォスファミド	エンドキサン®
		イホスファミド	イホマイド®
		メルファラン	アルケラン®
	プラチナ系薬	シスプラチン	ランダ®、ブリプラチン®
		カルボプラチン	パラプラチン®
	タキサン系薬	ドセタキセル	タキソテール®
		パクリタキセル	タキソール®
	トポイソメラーゼ阻害薬	イリノテカン	カンプト®、トポテシン®
		エトポシド	ベプシド®、ラステット®
	アンスラサイクリン系薬	ドキソルビシン	アドリアシン®
		エピルビシン	ファルモルビシン®
		ダウノルビシン	ダウノマイシン®
		ミトキサントロン	ノバントロン®
	抗菌薬	ブレオマイシン	ブレオ®
		アクチノマイシンD	コスメゲン®
	ビンカアルカロイド系薬	ビンクリスチン	オンコビン®
分子標的薬	mTOR阻害薬	エベロリムス	アフィニトール®
		テムシロリムス	トーリセル®
	HER2阻害薬	トラスツムズマブ	ハーセプチン®
	チロシンキナーゼ阻害薬	スニチニブ	スーテント®
	VEGF阻害薬	ベバシズマブ	アバスチン®
	EGFR阻害薬	エルロチニブ	タルセバ®
		セツキシマブ	アービタックス®
		パニツムマブ	ベクティビックス®

赤字は内服薬として処方されることがある抗がん剤。
　　は高〜中頻度で口腔粘膜炎を起こしやすい。

②放射線療法による口腔粘膜炎の特徴

放射線療法による口腔粘膜炎は、口腔領域が照射野に入った場合にみられ、その発生率はほぼ100％です。発症部位は、放射線が照射された部位の口腔粘膜すべてに可能性があり、症状も抗がん剤による口腔粘膜炎よりも広範かつ重篤なものになります。

口腔粘膜炎の症状は、口腔粘膜の発赤や軽度の疼痛（刺激痛など）から始まります。粘膜のびらん（基底細胞層にまで及んでいない上皮の部分欠損）や潰瘍（上皮、固有層の脱落による限局性欠損）をきたすようになると、疼痛の増大（接触痛、鈍痛、自発痛など）や出血、二次感染などが起こり、発熱や摂食・咀嚼障害、嚥下障害などの重篤な症状を呈し、経口摂取ができなくなることもあります（図4-1）。

③口腔粘膜炎の評価法

口腔粘膜炎の進行度を評価する方法として、WHOの指標や有害事象共通基準（NCI-CTCAE）ver.4.0があり、口腔粘膜炎の程度を表4-3のようにグレード分類しています[4]。臨床的にはわかりやすいものですが、一度だけの評価ではなく症状の変化に伴って再評価を行い、炎症の状態の変化を把握することが重要です。

表4-3　口腔粘膜炎のグレード評価（参考文献4より作成）

評価法　　グレード	0	1	2	3	4	5
WHO	症状なし	・疼痛±粘膜紅斑	・粘膜紅斑・潰瘍 ・固形食摂取可	・広範な粘膜紅斑 ・潰瘍 ・流動食のみ	・経口摂取不可	—
NCI-CTCAE （ver. 4.0）	—	・症状なし、または軽度の症状 ・治療不要	・中等度の疼痛 ・経口摂取に支障なし ・食事の変更を要する	・高度の疼痛 ・経口摂取に支障あり	・生命を脅かす ・緊急措置を要する	死亡

リスク因子

▶①化学療法、放射線療法
▶②口腔清掃不良、喫煙など

もちろん化学療法や放射線療法そのものが最大のリスク因子ですが、特に放射線療法は重篤な口腔粘膜炎を引き起こします。その他のリスク因子として、口腔清掃不良（感染症が誘発される）、重度の歯周病（感染症が誘発される）、免疫力低下をきたす合併症（糖尿病、高齢者、低栄養、ステロイド剤の長期使用症例など）、喫煙（口腔粘膜の血流量低下、免疫力低下などをきたす）などがあげられます。

病院歯科口腔外科へ紹介するタイミング

① NCI-CTCAE（ver. 4.0）の評価法でグレード 3 以上の場合

NCI-CTCAE（ver. 4.0）の評価法で、グレード 1 ないし 2 までの口腔粘膜炎ならば歯科医院でも対応可能と思われますが、グレード 3 以上の口腔粘膜炎は輸液などの非経口的な介入が必要で、病院歯科口腔外科へ紹介するべきです。また、グレード 1 ないし 2 までの口腔粘膜炎であっても、症状の改善がみられない症例や疼痛が強い症例、発熱や悪寒などを伴う症例、粘膜炎が広範囲にわたる症例などは病院歯科口腔外科へ紹介する方がよいと考えます。

②経口摂取が困難な場合

栄養の管理への対応では、経口摂取が困難で低栄養が懸念される場合は速やかに病院歯科口腔外科へ紹介する必要があります。

③二次感染防止の対応は紹介するより歯科医院

二次感染の防止への対応は、病院歯科口腔外科よりも歯科医院での対応の方が優れたケアとキュアが提供できると思われ、かかりつけ歯科医院の存在価値が最も高く評価される場面です。

④疼痛が収まらない場合

疼痛への対応については、まずアイスボールを試みた後、局所麻酔薬（キシロカイン®ビスカスなど）や NSAIDs でのコントロールを行いますが、それでも効果がない時は病院歯科口腔外科へ紹介する必要があります。

歯科医院での対処法①

KEY ①	KEY ②	KEY ③	KEY ④
栄養の管理	感染の防止	疼痛のコントロール	口腔粘膜炎の予防

KEY ① 栄養の管理　　　　　　Care

a. 低栄養に気づき、防ぐ

　口腔粘膜炎により摂食障害をきたした場合には、まず栄養面の管理をしっかり行い、低栄養を防ぐことが大切です。十分なカロリー摂取と栄養バランスをとること、食事の内容や調理方法の工夫を行い、刺激の少ない食べやすい食事を提供すること、さらに脱水を防ぐために十分な水分摂取（1日量として 1 ～ 1.5 ℓ）をとること、口腔粘膜炎が重篤で経口摂取ができない場合は、経口にこだわらず輸液や人工的な栄養補給も考慮するなど柔軟に対応する必要があります。

b. 患者への精神的サポート

　また、患者へは摂食障害は一時的なものであること、症状が改善すれば再び食べられるようになること、食べられない時は無理をせずに輸液や人工的な栄養補給を行えば十分栄養は補えることなどを丁寧に説明し、患者を精神的にもサポートすることが重要です。

　この時期の食事の工夫については、数々のレシピ集が書籍[5]、パンフレット[6]、ホームページ[7]、などを通じて公開されており、これらを十分に活用することが望まれます。

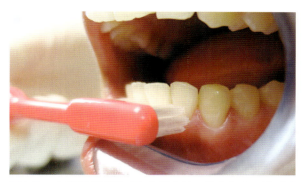 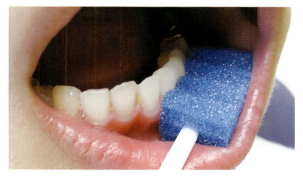

図4-5a 口腔粘膜炎ができた場合は、軟らかめの歯ブラシで歯肉付着部を刺激しないようブラッシングする。

図4-5b スポンジブラシによる口腔粘膜の清拭。

KEY ② 感染の防止　　　　　　　　　　　　　　　Care

a. 口腔内細菌の二次感染を防ぐための口腔清掃

口腔粘膜炎の重篤化を防ぐために、口腔内細菌の二次感染を防止することが大変重要です。そのためには口腔内の清潔を保つこと(保清)はもちろんですが、口腔乾燥症がみられる場合は、口腔内の保湿を行って口腔乾燥を緩和する必要があります(P.46参照)。

b. がん治療前に患者のセルフケアを強化する

口腔内の保清にあたっては、患者のセルフケアが基本になるため、がん治療開始前に歯科を受診し正しいブラッシングの方法を習得しておくことが最も大切です。その際に重要な点は、口腔粘膜炎ができてしまった場合のセルフケア方法についても知識を得ておくことで、軟らかめの歯ブラシで歯肉付着部を強く刺激しないブラッシングとスポンジブラシなどを用いた口腔粘膜や舌の清拭方法を患者が体得しておくことが望まれます(図4-5a、b)。

c. がん治療開始前に専門的口腔清掃と可及的な歯科治療を

また、がん治療開始前に歯科において歯石除去やPMTCなどの専門的口腔清掃と可及的なう蝕治療や歯周病治療を行い、口腔内の感染源となりうるものをできるだけ取り除いておくことも非常に重要です。ただ、セルフケアが困難な場合や口腔粘膜炎が重症化した場合などには、歯科医師、歯科衛生士や看護師が積極的に介入して口腔粘膜炎のさらなる重篤化を防ぐ必要があります。

歯科医院での対処法②

KEY ③ 疼痛のコントロール　　Cure

口腔粘膜炎による痛みの緩和

　口腔粘膜炎による疼痛への対応は、症状緩和の点からも重要です。疼痛は口腔粘膜炎の状態により、軽度の刺激痛や接触痛から重度の自発痛まで様々ですが、疼痛の程度によって対応方法を考える必要があります（図4-6）。ごく軽度の疼痛に対しては、丸いアイスボールや冷水による冷却法が効果的ですが、それ以上の疼痛に対しては、局所麻酔薬（4％キシロカイン水）による含嗽やキシロカインビスカスの使用、さらに状況によって非ステロイド系消炎鎮痛剤（NSAIDs）を用いる場合もあります。疼痛のために食事ができない場合は、局所麻酔薬は食事の直前、NSAIDsは食事の30分～1時間前に服用し、疼痛が緩和されてから食事を行うようにします。

　NSAIDsが効かないような重度の疼痛に対しては、オピオイドを用いることも考慮すべきです。この場合は医科主治医と協議の上、薬剤と使用量を決める必要があります。

---

1. 冷却法
アイスボール（氷）

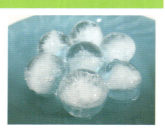

2. 局所麻酔薬
生食水（1,000ml）
＋
4％キシロカイン®
（10～30ml）

キシロカイン®ビスカス

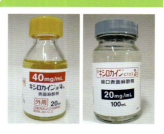

3. NSAIDs
錠剤、カプセル

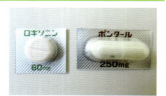

4. オピオイド
錠剤、貼布薬

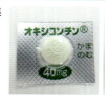 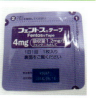

図4-6　疼痛のコントロール法。

KEY ④ 口腔粘膜炎の予防

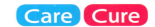

口腔粘膜炎の予防は困難。悪化を防ぐことに重点を

　口腔粘膜炎の有効な予防方法はありません。現在のところ、予防方法としては図4-7のように、治療による要因を減らす一次的予防と患者側の要因を減らす二次的予防が考えられています。一次的予防としては、粘膜上皮細胞内の活性酸素の発生を防ぐとされるアロプリノール含嗽やカモスタットメシル酸塩含嗽が有効という説があります[8]。

　また、5-FUの瞬時静脈内投与の5分前から30分間氷片で口腔内を冷却して局所的に血流を低下させることにより、口腔粘膜炎の出現頻度を50%減らすことができるという報告もあります[9]（クライオセラピー）。ただ、これらの方法は未だ確立されたものではなく、今後さらなる検討を要すると思われます。二次的予防としては、口腔内の細菌からの細胞内毒素の発生を予防して口腔粘膜炎の重篤化を防ぐために、口腔清掃を徹底し、口腔内の細菌数を減らすことや感染予防としての口腔内の保清と保湿を行うことが重要と思われます。

　いずれにしても、口腔粘膜炎の発生を予防することは困難で、発生した口腔粘膜炎の症状の悪化を防ぐことに力点が置かれることになります。すなわち、口腔粘膜炎が重篤化しないように、早期からきめのこまかい口腔管理（口腔内保清、口腔内保湿、疼痛緩和）を行って感染を防止しすることによって、患者のQOLの維持とがん治療の完遂が可能となると思われます。

一次的予防
治療による要因を減らす

- 活性酸素の発生予防
- アロプリノール含嗽
  アロプリノール 500mg、カルボキシメチルセルロースナトリウム 5g、水で全量 500ml
- カモスタットメシル酸塩含嗽
  カモスタットメシル酸塩 1,000mg、カルボキシメチルセルロースナトリウム 5g、水で全量 500ml

- クライオテラピー
  5-FUの瞬時静脈内投与5分前から30分間氷片で口腔内を冷却して局所的に血流を低下させ、5-FUとの接触を減らすことにより予防する

二次的予防
患者側の要因を減らす

- 細胞内毒素の発生予防
- 口腔清掃
- 抗菌薬の使用

- 二次感染予防としての保清と保湿

- 治療開始前の歯科受診
- 継続的な口腔管理（治療＋ケア）

図4-7　口腔粘膜炎の予防（参考文献8、9より引用改変）。

感染症 ①
口腔カンジダ症

化学療法 | 放射線療法 | 全身状態の悪化

原因

▶宿主の抵抗力の低下により感染する日和見感染
▶舌・頬粘膜が好発部位

真菌（カビ）の一種であるカンジダ菌（Candida albicans 等）の口腔粘膜への感染症で、宿主の抵抗力低下により感染する日和見感染症として捉えられています。カンジダ菌は口腔内では常在菌として存在しますが、がんや AIDS などによる免疫力低下、高齢者などで抵抗力が弱い場合、唾液分泌量の低下などによって増殖します。舌、頬粘膜、口蓋が好発部位で、白斑や紅斑をつくり、疼痛（灼熱感）を誘発します。口腔カンジダ症は、皮膚カンジダ症などと同様に表在性カンジダ症に分類されます。致命的な感染症となりうる深在性カンジダ症（腸管カンジダ症や肺カンジダ症など）とは異なり、生命への危険性は少ないものの、患者の食に関する QOL を大きく下げる一因となります。

終末期における抵抗力低下、免疫力低下、唾液分泌量低下による口腔乾燥症、ステロイド剤や抗菌薬の長期投与、口腔衛生状態の悪化、義歯の汚れなど、易感染性状態となるものすべてが原因となり得ます。

診断は真菌培養検査や塗抹標本の顕微鏡検査で卵円形の酵母様、または有隔性の仮性菌糸が証明されることによりますが、現実にはこのような検査を行うことはあまりなく、患者の臨床症状から診断は可能と思われます。

特徴

▶偽膜性、肥厚性、紅斑性に分類される
▶偽膜性が最も多い

臨床的には、白い白斑をつくる偽膜性口腔カンジダ症、肥厚性口腔カンジダ症と、赤い紅斑をつくる紅斑性（萎縮性）口腔カンジダ症に分類され、偽膜性口腔カンジダ症が最も多くみられます。

①白斑を呈するもの

白斑を呈するものでは、軽くこすると偽膜状に剥離する偽膜性口腔カンジダ症（図 4-8）と、白斑が肥厚しこすっても剥離しない肥厚性口腔カンジダ症（図 4-9）に分類されます。ただ、偽膜性口腔カンジダ症でもこすっても剥離しないものがあり（急性偽膜性口腔カンジダ症）、無理にこすると粘膜が損傷し出血することがあります。症状が増悪すると、びらんや炎症をきたして有痛性、難治性の不整形アフタ様潰瘍を形成する場合もあります。

慢性肥厚性口腔カンジダ症では、上皮層の角化により白板症様を呈することがあるため、白板症との鑑別診断が重要になります。また、舌の糸状乳頭先端に菌が増殖伸長すると毛舌状態をきたし、飲食物や薬剤、

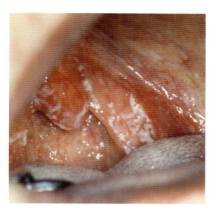
図4-8　偽膜性口腔カンジダ症。

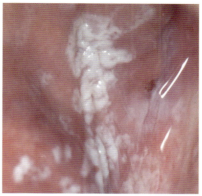
図4-9　肥厚性口腔カンジダ症。

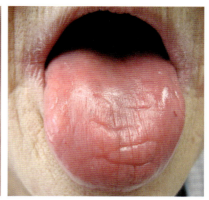
図4-10　紅斑性萎縮性口腔カンジダ症。

タバコなどの色素で黒く着色して黒毛舌となることがあります。

② 紅斑を呈するもの

紅斑性萎縮性口腔カンジダ症（図4-10）は、義歯床下の粘膜や舌などの発赤（紅斑）や疼痛（灼熱感）、両側の口角炎を伴うことが多く、義歯性口内炎ともいわれます。口角炎は、高齢者が不潔で咬合高径の低い義歯を長期的に使用し、結果、口角がたるみ、常にカンジダ菌の多い唾液で口角が湿潤することで発症すると考えられています。カンジダ菌は義歯に付着しやすいことから、義歯の清掃不良等によって紅斑性（萎縮性）口腔カンジダ症が生じますが、本態はカンジダ症のため、義歯の清掃や口腔衛生状態の改善だけでは消失しないこともあります。

病院歯科口腔外科へ紹介するタイミング

①抗菌剤を投与しても効果がみられない場合

比較的診断が容易な偽膜性口腔カンジダ症と思われる症例でも、抗真菌薬を1週間投与して効果がみられない場合は、病院歯科口腔外科へ紹介する必要があります。抗真菌薬の投与で症状がやや改善している場合は、もう1週間抗真菌薬の投与を続けますが、それでも症状が消失しなければ病院歯科口腔外科へ紹介します。要するに、2週間、抗真菌薬を投与しても症状が消失しなければ、病院歯科口腔外科へ紹介する方がよいと思います。

②診断に迷う場合

口腔カンジダ症かどうか診断に迷う場合は、速やかに病院歯科口腔外科へ紹介する必要があります。

歯科医院での対処法

　キュアとケアの両面からの対応が必要で、キュアとしては抗真菌薬の投与、ケアとしては義歯を含めた口腔内の衛生状態を清潔に保つことが大切です。

KEY ①
抗真菌薬の投与

KEY ②
口腔衛生

KEY ① 抗真菌薬の投与　　　　　　　Cure

a. 抗真菌薬の局所的・全身的投与

　抗真菌薬には局所的投与と全身的投与のものがあり、局所的投与のものには全身的には吸収されずに口腔粘膜の菌体に直接作用するアムホテリシンB（ファンギゾン®シロップ）やミコナゾールゲル（フロリード®ゲル）があります。全身的投与のものは、消化管から吸収されて全身に作用しますが、剤型が内用液タイプのものには口腔粘膜の菌体への直接作用も有するイトラコナゾール（イトリゾール®）があります（図4-11）。ただ、口腔カンジダ症への適応はミコナゾールゲルとイトラコナゾールのみで、臨床上よく使用されているアムホテリシンBによる含嗽は、口腔カンジダ症に対して適応があるとは書かれていません。

　臨床的には、アムホテリシンBを数ml口にできるだけ長く含んでゆきわたらせてから飲み込むか、アムホテリシンBを数倍に水で希釈したものを1日数回できるだけ長く口に含みながら含嗽し、7日で効果判定します。効果がなければ他の薬剤に変更します。

　ミコナゾールゲルは1日10〜20gを4回にわけて口腔内（口角炎がある場合は口角にも）と義歯につけ、できるだけ長く口腔内に保ち、その後飲み込みます。服用後1時間は、うがいや飲食をしないように指導します。服用期間は7日とし、効果がない場合は全身的投与の薬剤に切り替えます。

　イトラコナゾールは、口腔粘膜の菌体への直接作用も有する内用液タイプのものが多く用いられ、1日1回20mlを空腹時に経口投与します。その際、口に数秒含んで口腔内に薬剤をゆきわたらせてから飲み込むようにします。7日で効果判定し、必要なら7日間追加投与します。

　口腔カンジダ症に対しては、的確に診断して抗真菌薬を投与することが最も重要で、診断さえ正しく行われれば対応に苦慮することはあ

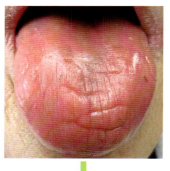

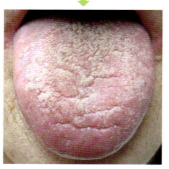

● イトラコナゾールにより改善した紅斑性口腔カンジダ症。

アムホテリシンB （ファンギゾン®シロップ） ミコナゾールゲル （フロリード®ゲル）	イトラコナゾール （イトリゾール®） カプセル、内用液、注射用
● 特徴 口腔粘膜の菌体に直接作用し、全身に吸収されない非吸収性 ● 使用方法 使用方法が難しい場合がある ・使用量が大量 ・頻度が頻回 ・的確に菌体に塗布できないことがある	● 特徴 消化管から吸収され、全身に作用する吸収性であるが、内用薬タイプでは口腔粘膜の菌体への直接作用も有している ● 使用方法 使用方法は容易である ・内容液：1日1回、20mlを飲む ● 副作用 軟便、下痢、悪心

図4-11　抗真菌薬の種類と特徴、使用法。

まりありません。しかし、紅斑性口腔カンジダ症はその診断が難しいこともあって、ステロイド軟膏や含嗽剤のみが処方されていたり、義歯清掃や清拭などのケアのみが漫然となされていることも多く、結果的に患者のQOLを低下させている例も散見されるため、注意が必要です。

KEY ② 口腔衛生

　口腔カンジダ症に対しては、抗真菌薬による治療が第一ですが、ケアとしては義歯を含めた口腔内の保清と保湿が大切です。疼痛が強い場合は、NSAIDs投与も考慮します。
　保清にあたっては、ブラッシングによる歯の清潔保持、舌苔の除去（舌背にカンジダ症がある場合は可能な部位だけ舌苔を除去し、舌背全体にカンジダ症がみられる時には舌苔除去は控えます）、スポンジブラシなどによる食物残渣の除去、こまめな義歯清掃などを行います。特に紅斑性萎縮性口腔カンジダ症は、義歯の粘膜面に相当する口腔粘膜に発症しやすいため、流水下で義歯の機械的清掃と義歯洗浄剤による義歯清掃を行います。口腔粘膜の炎症や疼痛が強い場合、口腔乾燥症を併発している場合では、必要のない時には義歯を装着しないようにし、口腔粘膜の炎症の改善を促します。

感染症 ②
細菌感染症

化学療法　　放射線療法　　全身状態の悪化

原因

▶口腔清掃不良が主因

　がん患者における口腔内の細菌感染症の原因は、口腔清掃不良による口腔細菌数の増加が主で、がん治療などの副作用としての骨髄抑制や免疫能低下も原因となることがあります。なかでも、歯頸部や隣接面のプラークや舌苔が口腔細菌の温床となっている他、義歯の清掃不良も見逃せません。

特徴

▶歯周病の急性発作や歯肉膿瘍

　口腔の細菌感染症は、嫌気性菌と好気性菌の複数菌感染症で、嫌気性菌の割合が高く、約2：1の頻度で検出されます。近年、Prevotella属のβ-ラクタマーゼ産生菌種が増加傾向で、歯科の第一選択薬として頻用されるセフェム、ペニシリン薬の抗菌活性が劣化しているといわれています[10]。そこで、口腔感染症検出菌に抗菌力が強い新たな薬剤、すなわちシタフロキサシン（グレースビット®）、レボフロキサシン（クラビット®）、アジスロマイシン（ジスロマック®）などの薬剤が登場しています。

　がん患者における口腔の細菌感染症としては、歯周病の急性発作や歯肉膿瘍が多くみられます。

病院歯科口腔外科へ紹介するタイミング

①排膿処置、投薬などによる改善がみられない場合

　歯科医院で対応可能な口腔内の細菌感染症は、局所に限局した比較的小範囲の症例（歯肉膿瘍など）に限られると思われます。この場合、切開や穿刺による排膿処置と抗菌薬などの投薬治療が主な対応方法となります。これらの処置によっても改善がみられなければ、病院歯科口腔外科へ紹介する方がよいと考えます。

②広範囲、全身症状が強い場合

　広範囲の口腔内細菌感染症（蜂窩織炎など）や発熱や疼痛など全身症状の強い症例は、速やかに病院歯科口腔外科へ紹介する必要があります。

歯科医院での対処法

　キュアとしては①抗菌薬の経口投与や静脈投与、②全身状態によって可能ならば切開や 18G などの太いゲージの針による穿刺で排膿させます。③ポピドンヨード（イソジンガーグル®）による含嗽（図 4-12）も、誤嚥の危険性がなければ行います。抗菌薬は、抗菌活性が低下しているとはいえセフェム、ペニシリン薬が第一選択で、効果が得られない場合は新薬の投与を考慮します。

　④口腔の細菌感染症は、ほとんどが口腔内の清掃不良が原因ですので、ケアとしてのブラッシング、粘膜の清拭、義歯の清掃などの口腔清掃も欠かせません（図 4-13a、b）。

KEY ①	KEY ②	KEY ③	KEY ④
抗菌薬の投与	切開か、穿刺による排膿	含嗽	口腔清掃

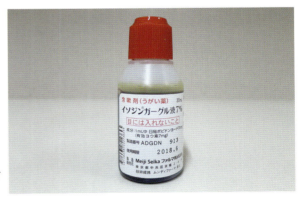

図4-12　細菌感染症にはポピドンヨードによる含嗽を毎食後と睡眠前の少なくとも4回は行うようにする。

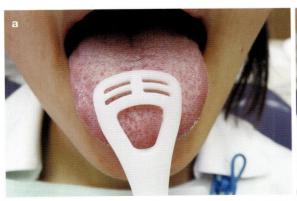
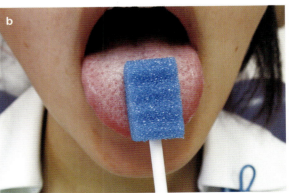

図4-13a、b　口腔清掃は、ブラッシングの他に舌ブラシなどによる舌苔の除去も行う。

口腔乾燥症

化学療法　放射線療法　全身状態の悪化

原因

▶ 唾液分泌量の低下、脱水、保湿異常のすべてが重複して起こる

　がん患者、なかでも終末期がん患者における口腔不快症状のうちで最も多くみられるのは、口腔乾燥症です。終末期がん患者における口腔乾燥症は、健常人のそれに比べ、非常に重篤な場合が多いことが特徴です（表4-4、図4-14）。口腔乾燥症は、生命には直接関わらないため軽視されがちですが、患者の精神的・身体的苦痛は大きく、最も積極的に症状の緩和を行わなければならない口腔症状です。

　がん患者の口腔乾燥症が重篤化しやすい理由は、唾液分泌量の低下、体液量の低下（脱水）、保湿度異常（唾液蒸発）のすべてが重複して起こることが多いためです。口腔乾燥症の原因となりうる、唾液分泌量の減少、唾液粘稠度の増加、唾液蒸発量の増加、脱水の各項目について、それぞれを惹起すると考えられるがん患者特有の原因因子を図4-15に示しました。

特徴

▶ がん患者特有の4つの特徴に留意する

①唾液分泌量の減少

　化学療法や放射線療法による唾液腺の障害、オピオイドなどの各種薬剤の副作用、噛まなくなることによる咀嚼運動の減少、緊張やストレスなどの交感神経の優位状態が続くことなどが原因となって、唾液分泌量が減少します。

②唾液粘稠度の増加

　化学療法や放射線療法によって唾液腺の漿液性細胞が早期に障害されやすいことや、緊張やストレスなどの交感神経の優位状態によって、ムチンなどの粘性タンパク質を多く含む唾液の分泌が促されることにより唾液粘稠度が増加し、口腔乾燥感が増強されます。

③唾液蒸発量の増加

　食事量が減ることなどによる咀嚼筋の廃用萎縮や、サルコペニアなどによる筋肉量の減少などから起こる開口状態の常態化とそれによる口呼吸の増加、さらには酸素吸入によって唾液蒸発量が増加します。

④脱水

　終末期になるほど、心臓への負担軽減のために輸液量を減らして循環血液量を減らす dry side の維持管理が行われること、患者の水分摂取が不足しがちなこと、肝硬変やネフローゼなどの際にみられる血管外への体液の移行、嘔吐や下痢などの腎臓以外からの体液の喪失などが原因

表4-4 口腔乾燥症のグレード評価（柿木の分類）（参考文献11より引用改変）

0	1	2	3
正常	軽度	中等度	重度
乾燥なし（1から3の所見がなく、正常範囲）	唾液の粘性が亢進している	唾液中に細かい唾液の泡がみられる	口腔粘膜にほとんど唾液がみられず、乾燥している

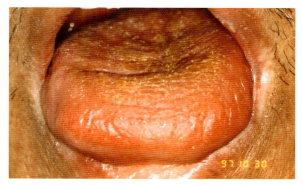

図4-14 がん患者における口腔乾燥症。口腔粘膜にほとんど唾液がみられず、乾燥している。表4-4のグレード3（重度）と評価される。

唾液分泌量の減少
- 化学療法や放射線療法による唾液腺の障害
- 薬剤の副作用
- 咀嚼運動の減少
- 交感神経優位（緊張・ストレス）

唾液粘稠度の増加
- 化学療法や放射線療法によって唾液腺の唾液性細胞が早期に障害されやすい
- 交感神経優位（緊張・ストレス）

唾液蒸発量の増加
- 口呼吸
- 開口状態の増加
- 酸素吸入

脱水
- dry sideの維持管理
- 水分摂取の不足
- 血管外への体液の移行（肝硬変・ネフローゼ等）
- 腎臓以外からの体液の喪失（嘔吐・下痢等）

図4-15 がん患者における口腔乾燥症の原因となりうる因子。

となって、ほとんどの終末期がん患者は脱水状態にあるといえます。

病院歯科口腔外科へ紹介するタイミング

①ほとんど医院で対応可能

がん患者の口腔乾燥症について病院歯科口腔外科へ紹介しなければならない状況になることはほとんどありません。むしろかかりつけ歯科医院のほうがこまやかなケアを行うことができると思います。疼痛のコントロールについても、歯科医院で十分可能ですが、鎮痛効果があまり得られない時は病院歯科口腔外科へ紹介する方がよい場合があります。

②この時期に脱水改善を目的とする紹介は無意味

脱水の改善を目的として、病院歯科口腔外科での輸液などを想定して患者を紹介することは不適当です。輸液で口腔乾燥は改善しません。口腔乾燥症に対しては、輸液よりは丁寧な口腔ケアが有効です。また、強い口腔乾燥症はがん治療期よりも終末期でよくみられますが、終末期のがん患者への過度の輸液は、浮腫、胸水、腹水などの増加を招くことになり、推奨されません[12]。

歯科医院での対処法①

　口腔乾燥症に対する考え方としては、①唾液分泌量を増やす、②唾液蒸発量を減らす、ことが原因療法として考えられます。ただ、原因療法が効果をみるまでの間や原因療法を行えない場合は、対症療法として口腔内の保湿を積極的に行うことが必要です。また、口腔乾燥症患者の約7割に表在性のヒリヒリした疼痛を伴うことがあるため、疼痛のコントロールも重要です。なお脱水に対しては、前述のごとく輸液を増量してもその効果はありません。循環血液量を増やさないためにも輸液を増量することは避けるべきで、対症療法としての口腔内の保湿を行うことで対処します。

KEY ①	**KEY ②**	**KEY ③**	**KEY ④**
唾液分泌量を増やす	蒸発量を減らす	口腔内の保湿	疼痛のコントロール
↓	↓	↓	↓
原因療法	原因療法	対症療法	対症療法

KEY ① 唾液分泌量を増やす　　　　　Care

　唾液分泌量を増やすためには、図4-16に示す方法が考えられますが、終末期がん患者にとっては難しいものがほとんどです。まず、唾液分泌量低下の原因となっているもの（図4-15）を除去することは、どれも現実的には困難です。いずれの原因もがんの終末期特有のもので、それを克服するだけの精神的・身体的余裕はないのが現状です。また唾液分泌促進薬の使用は、がん患者への適応は頭頸部腫瘍への放射線照射後の口腔乾燥症に限られ、すべてのがん患者のすべての時期に使えるものではありません。よく噛んで食べることや唾液腺のマッサージは、ADLが保たれている時期には可能かもしれませんが、終末期になるにつれてできなくなります。すっぱいものを食べることは一時的には可能ですが、継続は一般的に難しい場合が多いと思われます。10％キシリトールスプレー（P.50参照）を口腔内に噴霧することにより唾液分泌量は増加しますが、スプレーを行うこと自体が患者にとって負担になることも多いようです。

　唾液分泌量を増やすことは難しいことではありますが、これらの方法について、患者と相談しながら無理なくできる方法を組み合わせて行っていくことが大切です。

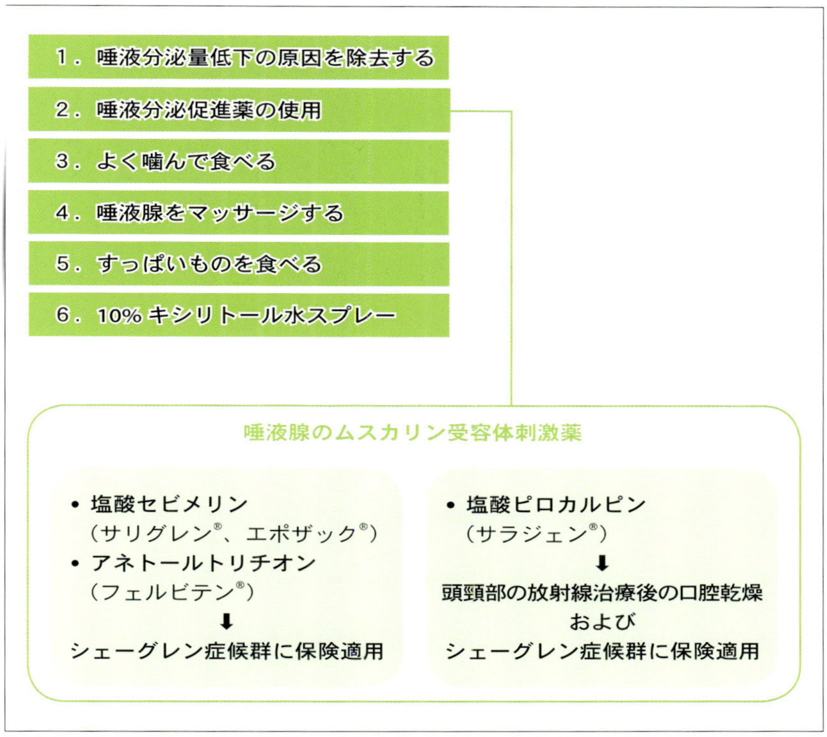

図4-16 唾液分泌量を増やす方法。

1．唾液分泌量低下の原因を除去する
2．唾液分泌促進薬の使用
3．よく噛んで食べる
4．唾液腺をマッサージする
5．すっぱいものを食べる
6．10%キシリトール水スプレー

唾液腺のムスカリン受容体刺激薬

- 塩酸セビメリン
 （サリグレン®、エボザック®）
- アネトールトリチオン
 （フェルビテン®）
 ↓
 シェーグレン症候群に保険適用

- 塩酸ピロカルピン
 （サラジェン®）
 ↓
 頭頸部の放射線治療後の口腔乾燥
 および
 シェーグレン症候群に保険適用

KEY ② 蒸発量を減らす

　がん患者が開口状態になりやすいことは述べましたが、これを改善するために意識的に閉口することは非常に困難です。また、酸素吸入も中止することはほとんどできません。したがって、蒸発量を減らすためには、マスクを着用したり、水で湿らせたガーゼなどを口にあてて、蒸発を防ぐしかありません（図4-17）。ただ、マスクや湿らせたガーゼなどを口にあてることを好まない患者もみられ、対応に苦慮する場合もあります。

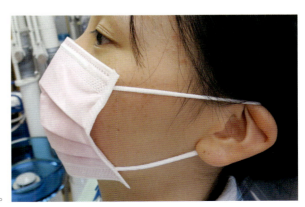

図4-17 蒸発量を減らす。

歯科医院での対処法②

KEY ③ 口腔内の保湿　　　　　　　　　　　　　　　　　　　Care

　口腔内は、安静時唾液によって常時湿潤した状態が理想的ですが、この状態にできるだけ近づけることが保湿にあたっての考え方になります。そのためには、頻回に少量の水分をスプレーなどで口に含む、アイスボールをゆっくりなめる、保湿剤を使用する、などの方法がありますが、いずれにしろ一つの方法を漫然と続けるのではなく、口腔内の状態や患者の好みでこまめに組み合わせて色々と行ってみることが大切です(図4-18)。

　保湿方法としては、水、保湿剤、人工唾液、レモン水、10％キシリトール水などがあります(図4-18)。水は最良の保湿剤ともいえ、アイスボールのようにすれば冷たくて口当たりもよく、安価で誰にでも受け入れやすい利点があります(図4-6)。最近は保湿剤が次々と開発されるようになり、どれを選べばよいか選択に悩むことも多くなりました。保湿剤は、ジェルタイプ、洗口液タイプ、スプレータイプにわけられ、選択にあたっては、味や使用感などの好み、価格などで選ぶことが多いようですが、最も大切な点は、口腔症状を細かく観察した上で保湿剤の使用目的に応じたものを選択することです。例えば、非常に乾燥状態が強い場合にジェルタイプのものを使うと、乾燥状態は改善されずに、よりねばねばした気持ちの悪い状態になるため、水分を付加することを目的に、洗口液タイプやスプレータイプのものを用いることが重要です(表4-5)。人工唾液は保険適応薬ですが、適応症はピロカルピン塩酸塩と同様にシェーグレン症候群と頭頸部放射線照射後の口腔乾燥症のみで、使用できるがん患者は限られています。レモン水による含嗽は従来より口腔乾燥症のケアに用いられてきましたが、酸味のために刺激唾液はよく出るものの安静時唾液が常に出るわけではなく、また酸味や強いために患者も使用を喜びません。10％キシリトール水のスプレーは17年ほど前に筆者が考案したもので、保湿効果のみならずうるおい感が持続するなどの特徴があります。

KEY ④ 疼痛のコントロール (図4-19)　　　　　　　　　　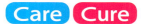

　軽度の疼痛は、水や保湿剤による保湿のみで症状が緩和されることがあります。しかし症状が緩和されない時や中等度以上の疼痛には、局所麻酔薬による含嗽(4％キシロカイン)やキシロカイン®ビスカスによって一時的な麻酔効果により症状をコントロールします。また、状況によってはNSAIDsの使用が必要になる場合もあります。

口腔内の保湿	保湿方法

口腔内の保湿

・常時口腔粘膜が湿潤した状態が理想的
　　　↓
・頻回に少量の水分を口に含む（スプレー等）
・アイスボールをゆっくりなめる
・保湿剤の使用
　　液状やジェル状、味、価格、好み

※過度の含嗽は逆効果

・ポイント
　1つの方法だけを漫然と続けるのではなく、口腔内の状態や患者の好みでこまめに組み合わせていろいろと行ってみることが大切。

保湿方法

・水
・保湿剤
　　・ジェルタイプ
　　・洗口液タイプ
　　・スプレータイプ
・人工唾液
・レモン水
・10％キシリトール水
　キシリトール粉末（Ci メディカルにて入手可能）を水道水に溶かして10％（w／v）としたもので、小さなスプレー容器に入れて頻回に口腔内全体にスプレーする。唾液分泌促進作用があり、うるおい感が持続する。

図4-18　口腔内の保湿。

表4-5　含嗽剤、保湿剤の使用法。

目的	症状	含嗽剤	保湿剤
口腔内に水分を付加する	● 乾く ● ねばねばする	● 重曹含有のもの ● アルコールを含まないもの（ハチアズレ®など）	● 洗口液タイプ ● スプレータイプ
清涼感を与える	● 気持ちがわるい ● ねばねばする	● 香料（ミントなど）含有のもの（ネオステリングリーン®など）	● 洗口液タイプ ● スプレータイプ
口腔粘膜を保護する	● 舌が痛い ● ざらざらする	● 粘膜保護作用のあるもの ● 重曹、アルコールを含まないもの（アズノール®など）	● ジェルタイプ

1. 保湿	・水による口腔内の湿潤 ・アイスボール ・保湿剤	口腔乾燥症患者の7割に「ヒリヒリ」した表在性疼痛あり
2．局所麻酔薬	・生食水（1,000ml） 　＋4％キシロカイン®（10～30ml） ・キシロカイン® ビスカス	
3．NSAIDs	・錠剤	感染症併発（特にカンジダ症）によって疼痛が増悪する

図4-19　疼痛のコントロール。

51

味覚障害

化学療法　放射線療法　全身状態の悪化

原因

▶味を感じる経路に障害が起きる

味覚は、五つの基本味（甘味、塩味、酸味、苦味、うま味）と風味（flavor）から成る複合感覚で（図4-20）、風味には、嗅覚、痛覚（侵害刺激）、触覚、温度感覚、視覚などがあります。特に嗅覚が損なわれると基本味を正常に感じていても味覚障害をきたすことがあるなど、味覚が複合感覚であることが、味覚障害の的確な診断を難しくしている要因の一つとなっています。

味を感じる経路は図4-21のように3段階にわけられますが、このうちのどこかの段階で障害が起こって味覚の情報が伝わらなくなると、味覚障害をきたすと考えられます。

がん患者の味覚伝達系に起こる障害は、最初の運搬段階において必須とされる唾液が、抗がん剤や放射線治療によって減少することが原因となって起こります。口腔粘膜は常に唾液で覆われており、味蕾の存在する味孔内も唾液で満たされています。味物質は、通常まず唾液に溶解し味受容体にまで拡散しますが、唾液分泌の減少は溶解する味物質の量が減少するだけでなく、唾液の組成の変化も味覚感受性を変化させる可能性があります。またさらに、唾液分泌の減少は唾液の抗菌・殺菌作用や保護作用の低下もきたすので、味孔内への細菌や微小な食物残渣の侵入が起きやすくなり、そのため味物質の味受容体への拡散を阻害することになります[13]。

次の受容器段階では、抗がん剤や放射線治療によって味蕾の味細胞が障害されることにより味覚障害が起こります。抗がん剤による味覚障害の作用機序はよくわかっていませんが、受容体や細胞内情報伝達系への影響、味細胞のターンオーバーへの影響など受容器レベルに影響すると考えられています。放射線治療による障害は、味細胞のターンオーバーに影響し、味覚閾値が上昇するといわれています。いずれにしろこの味覚障害は可逆的ですが、回復期間は被曝線量に依存することが多く、60日から5年とバラツキがみられます。さらに、味細胞のターンオーバーに影響する重要な因子として味細胞の環境があげられます。すなわち口腔内の衛生状態が悪化すると、歯垢、舌苔、歯周ポケットからの浸出液などにより味蕾の外部環境が変化し、味受容体の感度自体が変化し味覚障害をきたす可能性があると考えられています[13]。

神経段階における障害は、ウイルス感染、悪性腫瘍、脳梗塞、神経の損傷などによって引き起こされます。顔面神経麻痺（ベル麻痺）が味覚障害を伴うことはよく知られています。がん患者においては、腫瘍の進展や手術による神経の圧迫や切断、放射線治療による神経細胞の破壊などによって味覚障害が出現する場合があります[13]（図4-21）。

52

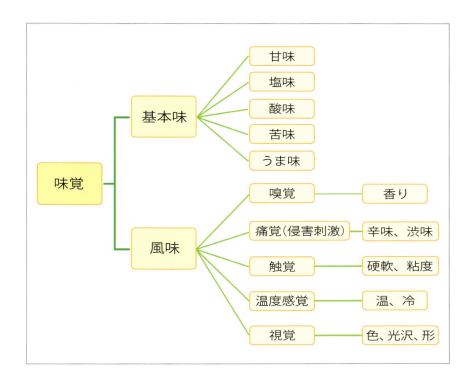

図4-20　味覚は複合感覚。

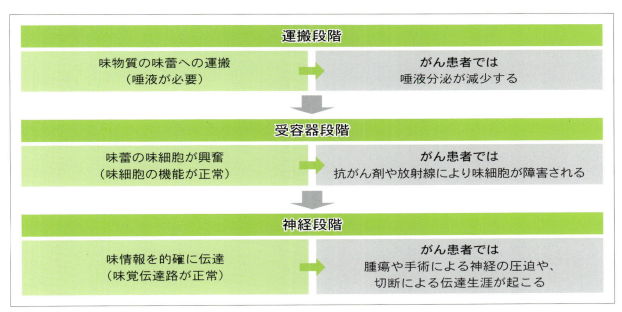

図4-21　味覚の情報伝達（参考文献13より引用改変）。

特徴

▶味覚障害の症状は多彩

　味覚障害の症状は多彩で、図4-22に示すように、味の感じ方が鈍くなる味覚減退、味がまったくわからない味覚消失、味覚刺激がなくても苦味などの嫌な味がする自発性異常味覚、特定の味だけがわからない解離性味覚障害、本来の味と異なる味がする異味症、どの味も嫌な味に感じる悪味症に分類されます[13]。

　患者は、「味が全然わからない」とか「味がしない」などとよく訴えますが、愛場によれば[14]、それぞれの症状の出現頻度は、表4-6のように味覚減退が62.6％と最も多く、以下自発性異常味覚、異味症と続いています。また、自発性異常味覚の場合にどのような味が嫌な味と感じるかについてみると、苦味が52.0％、塩味が21.3％などで、苦味を感じる患者が最も多くみられました。さらに味覚障害の随伴症状についてみると、表4-7にように口腔乾燥を伴っている場合が最も多く、全体の30.7％を占めていました。また小野らは、自発性異常味覚を訴える患者の随伴症状は口腔乾燥を伴う場合が73％と最も多く、以下、咽喉頭異常感56％、味覚低下38％、舌痛35％であったと報告しています[15]。このおうに、口腔乾燥症を伴う味覚障害患者が多いことは注意すべき点と思われます。

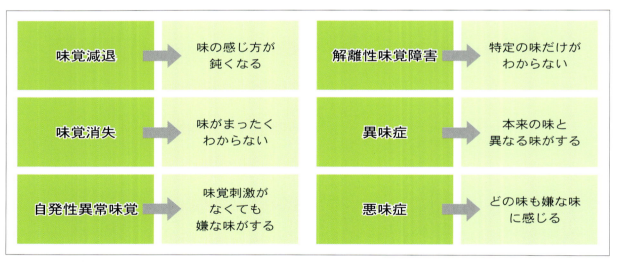

図4-22　味覚障害の分類（参考文献13より引用改変）。

| 病院歯科口腔外科へ |
| 紹介するタイミング |

①難治性の場合

　がん患者の味覚障害は、化学療法においては味細胞の寿命が7〜10日と短かく抗がん剤の影響を受けやすいことが原因で発症することが多くみられます。また、放射線治療において口腔内が照射野に入る場合は、味細胞や神経細胞が直接破壊されるため、回復には長期間を要し、場合によっては回復しないこともあります。このように難治性の味覚障害となった場合に、味覚検査（濾氏ディスク検査や電気味覚検査など）や今後の見通しについての見解を求めることを目的に病院歯科口腔外科へ紹介することがあります。ただ、多くの場合は検査結果による現状の説明にとどまり、効果的な対応方法を提示できることはほとんどありません。

②かかりつけ医院での対応が望ましい

　がん患者の味覚障害への対応は、口腔乾燥症への対応と同じく、病院歯科口腔外科へ紹介するよりも、かかりつけ歯科医院での細やかなケアと、食事の工夫を中心とした家族の支えの方が効果的な場合が多いと思われます。

表4-6　味覚障害の症状についての統計（参考文献14より引用）

味覚障害の種類	％
味覚減退	62.6％
味覚消失	9.3％
自発性異常味覚	21.0％
苦味	52.0％
塩味	21.3％
甘味	15.3％
酸味	10.0％
渋味	12.0％
異味症	16.4％
味覚乖離	6.3％
部分的味覚障害	2.4％

（1992〜1998.大阪市立大.713例、重複あり）

表4-7　味覚障害の随伴症状についての統計（参考文献14より引用）

随伴症状	例（％）	
舌痛	108	（15.1％）＊
口内痛	31	（ 4.3％）＊
口の中がしみる	66	（ 9.3％）＊
上記三者合計	155	（21.7％）
口腔乾燥	219	（30.7％）

（1992〜1998.大阪市立大.713例／＊重複あり）

歯科医院での対処法①

　味覚障害は、前述のように味覚情報伝達のいずれかの段階でトラブルが発生して情報が伝わらなくなったことが原因と考えられることから、本来は味覚検査を組み合わせて原因を診断した上で、対応方法を決定することが望ましいと思われます。

　しかし現実には、味覚検査を行っても原因のわからない特発性の味覚障害が多くを占めることに加え、がん患者では、長時間を費やし、体力的負荷もかかる味覚検査を行うことが困難な場合が多くみられます。そのため、厳密な味覚検査を行うことは少なく、患者の訴えに基づいた臨床症状から分類する程度にとどまります。また、味覚の情報伝達における運搬段階と受容器段階でのトラブルが多いことから、運搬段階においては唾液の減少による運搬障害や舌苔などによって味蕾に味物質が到達しないことによる味覚障害の可能性をまず第一に検討する必要があります。受容器段階では、味細胞の機能低下をもたらすような原因、すなわち抗がん剤などの薬剤性や亜鉛欠乏性などによる味覚障害の可能性を考える必要があります。

　そこで実際の対応としては、唾液量を増やす、舌背の清掃、食事の工夫、亜鉛の投与などの対応方法を考えます。この他にも漢方薬の投与を行うこともあるようですが、亜鉛の投与と同様に、効果が出るまでに時間のかかることが多いことから、最初の対応としては、唾液量を増やす、舌背の清掃、食事の工夫をまず行うようにしています。がんの治療中や終末期ということを考えた場合、できるだけ早く、簡単に、ある一定の効果を出すことが患者にとって有益であると考えるからです。

KEY ①	KEY ②	KEY ③	KEY ④
唾液分泌量を増やす	舌の清掃	食事の工夫	亜鉛の投与

KEY ① 唾液量を増やす

　唾液分泌量が少ない場合、味物質が味蕾へ運ばれにくくなって味覚障害をきたすことが多いため、唾液の分泌量を増やすことが最も望まれます。これには前述の図4-15のような方法がありますが、終末期がん患者にとっては難しいことも多いため、患者によく説明し理解を求めた上で、次善の策として水分量を増やす意味でスプレータイプの保湿剤を積極的に用いて、少しでも味物質が味蕾へ運ばれるように取り組むことも有用であると思われます。

KEY ② 舌の清掃

　味蕾の約70%は舌根部に集中していますが、舌苔も舌根部に多く発生することから、舌苔が味物質の味蕾への到達を妨げていることも考えられ、これを除去することにより味覚障害が改善する可能性も十分にあると思われます。

KEY ③ 食事の工夫

　さらに食事を工夫することも重要で、味覚障害の際の食べやすい食事のレシピについての書籍[5]やパンフレット[6]を活用することが望まれます。

KEY ④ 亜鉛の投与 Cure

　亜鉛や漢方薬については、効果発現まで3〜6ヵ月を要することが多く、時間がかかることから筆者は使用していませんが、最初の対応にても効果が得られない場合には、患者と相談の上、投与してみることも一法かと思います。亜鉛製剤としては、消化性潰瘍薬のポラプレジンク（プロマック®）がありますが、味覚障害に対する保険適応はないので注意が必要です。ただ最近はサプリメントとしての亜鉛製剤が市販されており、これを利用することが多いようです。味覚障害に対する漢方薬としては、虚証では、補中益気湯、六君子湯が、実証では小柴胡湯、黄連解毒湯、四逆散が有効とされています[16]。

歯科医院での対処法②

表4-8　味覚障害の原因と対策

原因	対策
味蕾の減少、感受性の低下	味付けの工夫
舌神経、舌咽神経への障害	味付けの工夫
口腔乾燥症	唾液量を増やす、保湿
口腔粘膜炎	保清、保湿
口腔カンジダ症	抗真菌薬の投与
舌苔	舌苔除去
心因性	精神的サポート、食事環境の配慮

　表4-8に味覚障害の原因と対策をまとめます。唾液減少に対しては唾液分泌量を増やすことと保湿が、舌苔に対しては舌苔除去をはじめとする舌の清掃が、味蕾の減少や感受性の低下に対しては食事の味付けの工夫が、鼓索神経や舌咽神経の伝導障害が疑われる場合にも重要と思われます。口腔粘膜炎に対しては口腔内の保清と保湿が、口腔カンジダ症に対しては抗真菌薬の投与が必要となります。また心因性の味覚障害に対しては、精神的サポートや食事環境への配慮が欠かせません。

口臭

化学療法　放射線療法　**全身状態の悪化**

原因

▶ 大部分が口腔由来で舌苔が主な原因

　口臭は、患者本人に疼痛などの身体的苦痛をもたらすものではありませんが、臭いの発生源が自分の口腔にあることから、患者自身の精神的苦痛をもたらすと同時に不快感からQOLの低下につながります。また、その訴えは患者からではなく、家人や看護師からであることが多く、むしろ周囲の人達の苦痛ともいえます。

　口臭の大部分は口腔由来で、口臭の6割は舌苔が原因といわれています。舌苔を含めた口腔内の清掃不良が最も大きな原因ですが、唾液分泌の低下による自浄作用の低下も大きな要因となっています。

　口臭の原因物質は、揮発性硫黄化合物（VSC：volatile sulfur compounds）で、VSCには硫化水素（腐敗卵様臭）、メチルメルカプタン（野菜腐敗臭）、ジメチルサルファイド（ごみ臭）などがあります。

①生理的口臭と病的口臭

　口臭には、生理的口臭と病的口臭があり、生理的口臭は唾液分泌量が減少することに伴って自浄作用が低下し、口腔内、特に舌苔が嫌気性菌の好む環境に変化し嫌気性菌の活動が活発になるため、一時的に口臭が強くなると考えられています。生理的口臭には、起床時口臭や緊張時口臭があります。睡眠中に唾液分泌が少なくなるために嫌気性菌が増殖して起床時に口臭が強くなることを起床時口臭、緊張時に唾液分泌量が減少することによって嫌気性菌が増殖し、口臭が強くなることを緊張時口臭といいます。

　病的口臭は、ある疾患のために破壊された組織などが嫌気性菌が常に増殖しやすい場となり、強い口臭が常に続く状態をいいます。例えば歯周病では、出血や膿、破壊された組織などに嫌気性菌が増殖し、特有の強い口臭が発生します。

②終末期がん患者の口臭

　終末期がん患者の口臭は、図4-23のように、著しい口腔乾燥や口腔内の清掃不良などにより生理的口臭や病的口臭が増悪したり、口腔がんの終末期や口腔内転移がんなどが存在する場合では、口臭よりも著しく強い壊死臭や感染臭が発生します。また肝疾患のアミン臭や腎疾患のアンモニア臭などの全身状態からの口臭がみられることもあり、終末期がん患者の口臭は、健常人の口臭よりも強い場合がほとんどです。

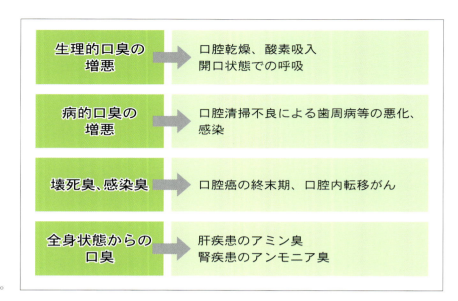

図4-23 終末期がん患者の口臭。

病院歯科口腔外科へ紹介するタイミング

①**病的口臭、強い壊死臭がある場合**

　歯周病などに起因する病的口臭が著しい場合や、口腔内にがん組織が露出して強い壊死臭や感染臭がみられる場合には、その対応策を求めて病院歯科口腔外科へ紹介することがあります。

②**口腔がんの終末期による口臭がある場合**

　がん患者の口臭への対応は、舌苔除去などの口腔清掃、口腔乾燥の改善、歯周病治療といったかかりつけ歯科医院での対応が主体となりますが、口腔がんの終末期などで広範囲にがん組織が露出し悪臭が強い時には、病院歯科口腔外科にての対応が必要となる場合があります。

歯科医院内での対処法

　最大の原因である舌苔を除去することが最も大切です。その他、プラークや義歯を含めた口腔清掃を徹底し、う蝕や歯周病などの治療も必要になります。

KEY ①	KEY ②
口臭への対応	終末期がん患者の強い口臭への対応

KEY ① 口臭への対応　　　　Care

　原因療法として重要なのは、舌苔の除去などの口腔清掃と唾液分泌を促進することですが、現実には患者の積極性がないと困難であることが多く、口臭予防洗口剤や含嗽剤、保湿剤などを用いた対症療法が主な対応方法となっています。

KEY ② 終末期がん患者の強い口臭への対応　　　　Care

　原因療法としては、舌苔の除去を第一とした口腔清掃を徹底すること、口腔乾燥症を改善すること、対象療法としては、洗口剤や含嗽剤による含嗽を行いますが、いずれの方法も終末期になって患者の全身状態が悪化するに従って的確な対応ができなくなるのが現状です。そのような時は、室内にいくつもの消臭剤や芳香剤をおいて匂いを紛らわすという対応になってしまいます。

　なお、口腔がんなどの局所進展例で壊死臭や腐敗臭が強い場合には、アズレン軟膏 1 g に注射用リン酸クリンダマイシン 120μg を混ぜたものを、ガーゼタンポンに均一に塗布して局所に充填し、悪臭の軽減を図っています[17]。

摂食・嚥下障害

化学療法　放射線療法　**全身状態の悪化**

摂食・嚥下障害とは

▶食べたり、飲み込むことに障害が見られる状態

　疾病や加齢などにより食べたり飲み込むことに障害がみられるようになった状態を摂食・嚥下障害といい、「食べられない」、「食べるのに時間がかかる」、「食べる時にむせる」などの局所的症状に加え、「よく発熱する」、「肺炎を繰り返す」という全身的な症状をきたすこともあります。

　これは、摂食・嚥下が行われる口腔・咽頭領域は、消化器官であると同時に呼吸器官でもあることに起因しており、この領域に機能障害が生じると、食べられないことによる栄養摂取の問題のみならず、誤嚥性肺炎や窒息などの呼吸器疾患の問題が起こることもあり、その影響は広範囲にわたってきます。誤嚥という現象は咽頭期に起こりますが、この時期にみられるのは反射運動（嚥下反射）であり、誤嚥の原因の多くが先行期、準備期、口腔期にあるといわれます。特に食塊形成が良好に行われるか否かが誤嚥の大きな要因であると考えられています[18]。食塊形成が良好に行われるためには、食物を小さくしてすりつぶすための咀嚼力と唾液の存在が必須です。咀嚼障害のある患者や口腔乾燥症など唾液分泌減少をきたした患者では、食塊の形成がうまく行えなくなり、誤嚥が起こる可能性が高くなると考えられます。

原因

▶終末期がん患者では、廃用萎縮とサルコペニア、加齢が原因

　終末期がん患者の摂食・嚥下障害の原因としては、咀嚼や嚥下に関わる筋肉の廃用萎縮とサルコペニアや加齢によるものが多いと思われます。咀嚼や嚥下に関わる筋肉の廃用萎縮は、口から食べなくなることが最大の原因と考えられ、この点からも食べられる口腔環境を維持していくことの重要性があらためて認識されます。またサルコペニア（加齢性筋肉減弱症）は、筋線維が細くなり筋肉量と筋機能の低下を引き起こすもので、加齢によって生じる原発性（一次性）サルコペニアと、活動減少、栄養不足、疾患に伴って生じる二次性サルコペニアに分類されます[19]。ただ、サルコペニアを規定する明確な基準が日本では未だ確立されておらず、サルコペニアを調節する分子メカニズムもまだまだ不明な点が多いとされています[20]。

表4-9　誤嚥性肺炎の発症・重症化に関する要因（参考文献21より引用改変）

要因	肺炎が発症・重症化しやすい状態
誤嚥物の量	量の増加
誤嚥物の内容	細菌数の増加（口腔清掃不良） pH の低下（胃食道逆流）
喀出力	喀出力（咳反射）の低下
免疫力、体力	低栄養、ストレス、運動量の低下
口腔乾燥	痰の粘調度の上昇（喀出や吸引が困難）

誤嚥と誤嚥性肺炎

▶誤嚥と生体の抵抗力のバランスの崩れが誤嚥性肺炎

　誤嚥（aspiration）とは、摂食・嚥下障害のために本来食道に入るべき飲食物や唾液が気道に入ってしまう状態をいい、誤嚥によって起こる肺炎を誤嚥性肺炎（aspiration pneumonia）といいます。誤嚥性肺炎は、食物単位のものを誤嚥することにより発症する顕性誤嚥と、唾液や微生物単位のものを気管内に吸引することにより発症する不顕性誤嚥に大別されますが、「むせる」、「むせない」を基準に顕性誤嚥、不顕性誤嚥とわける場合もあります。また、夜間の唾液の誤嚥を silent pneumonia と呼ぶ時もあり、用語の使い方には注意が必要です[21]。

　誤嚥性肺炎は、侵襲としての誤嚥の量や内容と、抵抗力としての生体の条件（喀出力、免疫力、）のバランスが崩れて、侵襲が抵抗力を上回った時に発症すると考えられ、誤嚥が直ちに肺炎に結びつくわけではありません。誤嚥性肺炎の発症・重症化に関与する要因としては、表4-9のように様々なものがあり、誤嚥物については、誤嚥の量や口腔内細菌の量が多いほど、pH が低いほど肺炎につながりやすいといわれています。喀出力については、咳反射や咳をする力が弱いほど肺炎を発症し、免疫力・体力についても、栄養状態、疾患、ストレス、運動量などに関連して肺炎になりやすさが上昇します。また口腔乾燥が進むと、痰の粘稠度が増して喀出や吸引も困難になります[21]。

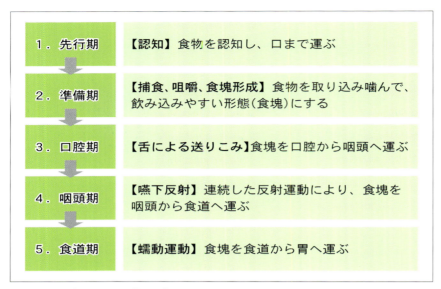

図4-24 摂食・嚥下の5期モデル。

摂食・嚥下の5期モデルとプロセスモデル

▶ 5期とは、先行期・準備期・口腔期・咽頭期・食道期のこと
▶ プロセスモデルとは、固形物の咀嚼時にすでに食塊の一部が咽頭に達しているという考え方

摂食・嚥下とは、食べ物を口に入れ（捕食）、噛んで（咀嚼）、飲み込む（嚥下）までの一連の活動をいい、反射性にも随意性（中枢性）にも誘発可能な運動です。通常、われわれは唾液を無意識のうちに嚥下していますが、これは唾液が咽頭に流れ込むことによって嚥下反射が惹起されることによります[22]。

摂食・嚥下は、先行期、準備期、口腔期、咽頭期、食道期の5期にわけられますが（5期モデル／図4-24）、狭義の嚥下は、口腔期、咽頭期、食道期をいいます（3期モデル）。

液体の嚥下では、嚥下の5期モデルがよくあてはまりますが、固形物を咀嚼して嚥下する際にはあてはまらないことがあります。すなわち、固形物を咀嚼している時、食塊の一部はすでに口峡を越えて咽頭に達していることがあり、この現象をStage II transport（Stage II 移送）といい、固形物の咀嚼時にすでに食塊の一部が咽頭に達しているという考え方をプロセスモデルといいます[23]。プロセスモデルは、固形物の嚥下（咀嚼嚥下、自由嚥下）によくあてはまります。

通常、咽頭への刺激は嚥下反射を誘発するのに、咀嚼時には食塊が咽頭に流れ込んでも嚥下反射がなかなか起きません。この理由については、未だ生理学的にも解明されていませんが、この変化は口腔への入力の大小に影響されなかったことから、咀嚼行為そのものが、咀嚼と嚥下の協調にとって重要であることを強く示唆しています[22]。つまり、咀嚼と嚥下は、それぞれ独立した食塊処理の機構ではなく、互いの機能に影響しながら両立していると考えられます[22]。このように、スムースな固形物の嚥下を行うためには咀嚼行為が欠かせないこと、すなわち「しっかり噛める口腔状態」が必須であると考えられます。

図4-25　摂食・嚥下障害の質問紙（参考文献24より引用改変）。

聖隷式嚥下質問用紙

氏名：　　　　　　　　　　　　　年齢　歳　男・女

回答者：本人・配偶者・（　　　　）
平成　　年　　月

　あなたの嚥下（飲み込み、食べ物を口から食べて胃まで運ぶこと）の状態についていくつかの質問をいたします。ここ2、3年のことについてお答えください。
　いずれも大切な症状ですので、よく読んでA、B、Cのいずれかに丸をつけてください。

1．肺炎と診断されたことがありますか？　　　　　　　　　A．繰り返す　B．一度だけ　C．なし

2．やせてきましたか？　　　　　　　　　　　　　　　　　A．明らかに　B．わずかに　C．なし

3．物が飲み込みにくいと感じることがありますか？　　　　A．しばしば　B．ときどき　C．なし

4．食事中にむせることがありますか？　　　　　　　　　　A．しばしば　B．ときどき　C．なし

5．お茶を飲む時、むせることがありますか？　　　　　　　A．しばしば　B．ときどき　C．なし

6．食事中や食後、それ以外の時にのどがごろごろ（痰がからんだ感じ）がすることがありますか？
　　　　　　　　　　　　　　　　　　　　　　　　　　　A．しばしば　B．ときどき　C．なし

7．のどに食べ物が残る感じがすることがありますか？　　　A．しばしば　B．ときどき　C．なし

8．食べるのが遅くなりましたか？　　　　　　　　　　　　A．たいへん　B．わずかに　C．なし

9．硬い食べ物が食べにくくなりましたか？　　　　　　　　A．たいへん　B．わずかに　C．なし

10．口から食べ物がこぼれることがありますか？　　　　　　A．しばしば　B．ときどき　C．なし

11．口に食べ物が残ることがありますか？　　　　　　　　　A．しばしば　B．ときどき　C．なし

12．食べ物や酸っぱい液が胃からのどに戻ってくることがありますか？
　　　　　　　　　　　　　　　　　　　　　　　　　　　A．しばしば　B．ときどき　C．なし

13．胸に食べ物が残ったり、詰まった感じがすることがありますか？
　　　　　　　　　　　　　　　　　　　　　　　　　　　A．しばしば　B．ときどき　C．なし

14．夜、咳で眠れなかったり、目覚めることがありますか？　A．しばしば　B．ときどき　C．なし

15．声がすれてきましたか？（ガラガラ声、かすれ声など）　A．たいへん　B．わずかに　C．なし

摂食・嚥下検査

▶4つの検査法

　摂食・嚥下障害が疑われる場合には、患者への問診や摂食時の観察を行った上で、スクリーニングテスト、嚥下機能検査の順に検査を行います。

①問診

　図4-25のような質問用紙を用いると、簡便かつもれなく症状の確認ができます。

②摂食時の観察（ミールラウンド）

　摂食時の姿勢、食べ物、食べ方・食べさせ方の各点について観察します。その後、摂食・嚥下の5期のうちのどこに問題があるのか、またそ

の問題は口唇、舌、咬合力などの要素のうちどのような要素に起因しているのか、認知や嗜好などの嚥下機能以外の要素はないか、などについて考察・評価することが重要です[25]。

a. 姿勢

摂食時の姿勢として良くないものは、ひどい円背、椅子からずり下がっている、体幹が安定していない、足底が接地していない、首が上を向いた状態で食べる、テーブルが高すぎる・低すぎる、などで、これらの姿勢を補正してから摂食させて誤嚥などの症状が改善するかを確認します[26]。

b. 食べ物

どんな食べ物がむせやすいか、食べづらそうか、について観察します。食べ物への対応としては、硬いものは軟らかくする、パサパサするものや刻むとバラバラになるものはあんかけにする、べとつきが強いものは流れの良いものと交互に食べる、液体はとろみをつける、などの方法があります[26]。

食品としては、軟らかくてべとつかず、まとまりやすいものが食べやすく誤嚥しにくいと考えられますが、食品摂取の難易度は食品の物性のみで決まるものではなく、認知や経験、嗜好、食塊形成能力、唾液分泌などの嚥下機能以外の要素によっても左右されるため、これらの要素についても考慮する必要があるとされています[25]。

c. 食べ方・食べさせ方

さらに食べ方や食べさせ方を観察し、問題のある食べ方・食べさせ方を行っている場合には調整をして症状の変化を観察します。すなわち、食事を認識しない時は声かけなどで認識を促したり、食事に集中しない時は静かな環境にする、食べるペースが速すぎたり飲み込んでいないのに口に入れる場合はペースを調整する、一口量が多すぎる時は一口量を減らすなどの対応を行って症状の変化を検討する必要があります[26]。

③スクリーニングテスト

a. 反復唾液嚥下テスト（RSST：repetitive saliva swallowing test）[27, 28]

嚥下機能の中で、特に随意的な反射惹起性を定量的に測定する方法で、嚥下障害を一次的にスクリーニングする方法としては妥当性が高いとされています。

・手技

被験者は座位またはリクライニング位（図4-28参照）をとります。検者の第3指を喉頭隆起に、第2指を舌骨にそれぞれあてがった上で、被験者に唾液の嚥下を促し、30秒間に何回空嚥下ができるかをカウントします（図4-26）。

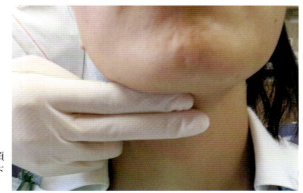

図4-26 反復唾液嚥下テスト(RSST)。検者の第3指を喉頭隆起(のどぼとけ)に、第2指を舌骨にあてて、被験者に唾下を促し、空嚥下の回数を数える。

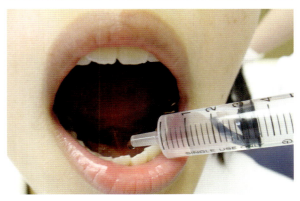

図4-27 改訂版水飲みテスト(MWST)。冷水3mlをシリンジで口腔前庭に注いで嚥下させ、嚥下濃霧、呼吸変化、むせなどを観察する。

- **判定基準**

  3回以上できれば正常、2回以下なら嚥下障害を疑います。

b. 改訂水飲みテスト(MWST：modified water swallowing test)[29]

　水飲みテスト(被験者に30mlの水をコップから飲ませ、嚥下回数とむせの有無を観察する方法ですが、30mlと比較的多量の水を用いるため、重症患者に対しては危険性が高い)を改訂した方法で、冷水3mlを飲ませて、嚥下の有無、呼吸変化、むせなどを観察します。

- **手技**

  冷水3mlをシリンジで口腔前庭に注いで嚥下させます(図4-27)。

- **判定基準**

1点	嚥下なし、むせる、and/or 呼吸切迫
2点	嚥下あり、呼吸切迫(不顕性誤嚥の疑い)
3点	嚥下あり、呼吸良好、むせる、and/or 湿性嗄声
4点	嚥下あり、呼吸良好、むせない
5点	4に加え、追加嚥下運動が約30秒以内に2回可能

評点が4点以上ならば、問題がないと判断します。

c. フードテスト(FT：food test)[30]

　嚥下の口腔相の食塊形成と咽頭への移送機能を評価する方法です。

・手技

茶さじ１杯(約４ｇ)のプリン、おかゆなどを閉口しながら舌背前部に取り込んで食べて(２回嚥下)もらい、その後舌背を中心に口腔内の残留を観察します。

・判定基準

１点	嚥下なし、むせる、and/or　呼吸切迫
２点	嚥下あり、呼吸切迫(不顕性誤嚥の疑い)
３点	嚥下あり、呼吸良好、むせる、and/or　湿性嗄声　and/or　口腔内残留中等度
４点	嚥下あり、呼吸良好、むせない、２回嚥下でなくなる
５点	嚥下あり、呼吸良好、むせない、１回嚥下でなくなる

評点が４点以上ならば、問題がないと判断します。

このようにスクリーニングテストにはいくつかの方法がありますが、終末期がん患者にできるだけ負担をかけずに評価するために、筆者は反復唾液嚥下テストと改訂版水飲みテスト、フードテストを組み合わせて行っており、以下の嚥下機能検査を行うことはほとんどありません。

④嚥下機能検査

嚥下運動を可視化する方法が嚥下造影と嚥下内視鏡で、臨床的に治療の必要性が疑われる嚥下障害の病態を把握し、治療方針を立てるために行われます。形態異常の発見、誤嚥や咽頭残留などの動的病態を理解した重症度判断、食形態、体位や姿勢、代償的手段の効果判断が可能となります[31]。

a. 嚥下造影検査(VF：videofluoroscopic examination of swallowing)

造影剤(硫酸バリウムなど)を含む液体あるいは半固形、固形(食物)を食べさせて、口への取り込みから嚥下の終了までの過程を、口腔、咽頭、喉頭、食道の範囲についてエックス線透視でみられる動態を観察する方法です[32]。

b. 嚥下内視鏡検査(VE：videoendoscopic examination of swallowing)

鼻咽腔喉頭ファイバーによって声門閉鎖機能、唾液や分泌物、食塊などの咽頭残留を直視下に観察・評価することができる方法です[32]。

これらの機器を用いた方法は、摂食・嚥下障害の診断や治療のための検査法としては非常に有用ではありますが、がんの終末期ということを考えた場合、その結果を生かすための摂食・嚥下リハビリテーションを行う時間的、身体的、精神的余裕がない場合が多いことや身体的負担が大きいこともあり、終末期がん患者に対してはあまり積極的には行われてはいません。

終末期がん患者における摂食・嚥下リハビリテーションの方法

▶ 訓練開始直後の間接訓練と、機能回復に応じた直接訓練

摂食・嚥下リハビリテーションの進め方は、訓練開始直後は各器官や筋群の運動訓練などの食物を用いない間接訓練が主体であり、機能回復が進むにつれて食物を用いた直接訓練（摂食訓練）の割合が増加していきます。

摂食・嚥下リハビリテーションを進めるにあたっては、患者が確実に栄養摂取できて患者の体力の安定が図られていることと、口腔環境の整備が整っていること、すなわち義歯の適合や咬合が安定し咀嚼機能に問題がないことと、口腔衛生状態が良好に保たれていることが必要になります。そのためには、訓練の開始前に必ず口腔のケアを行って口腔内を清潔に保ち、万一訓練中に誤嚥が起こっても不潔な唾液などが気管に入らないようにすることが必要です。

終末期がん患者においては、摂食・嚥下機能以外の ADL が良好に保たれている場合で患者の希望があれば、摂食・嚥下リハビリテーションを行うことになります。その際、患者本人に食べたいという意欲があり、患者の体力が安定し訓練にも耐えられそうで、口腔環境が整っている場合には、患者・家族の承諾を得た上で医科スタッフと協議し、摂食・嚥下リハビリテーションが患者の QOL 向上に役立つと判断されれば開始することになります。

開始にあたっては、問診とスクリーニングテスト、必要に応じて嚥下機能検査を行って機能障害の状況を診断した上で、間接訓練から開始します。摂食・嚥下リハビリテーションの目的は経口摂取が可能となることですが、患者の状況によっては訓練を途中で中止しなければならないこともあるため、リスクマネージメントとしての安全管理と訓練担当者間の情報交換を密に行うことが大切で、訓練の中止にあたっては患者・家族を含めた関係者間での合議の上で決定されることが望まれます。

また、ADL の低下が著しいⅢ期（今日から実践アシストブック チェアサイドで活用編 P.8 参照）の患者が「口から食べたい」と希望する場合は、最期の時間を質の高いものにするための「一口のスプーン」の食事が目標となります。そのためには、間接、直接訓練を圧縮・簡略化し、意識が清明で食べる意欲があり、ベッド上で安全姿勢（リクライニング位 30°仰臥位）（図 4-28）がとれ、口唇閉鎖ができ、咬合が安定し、舌の前後運動と舌根の口蓋への挙上ができ、空嚥下がしっかりできる状態なら、吸引装置などを備えた十分な監視下で、まず改訂版水飲みテストの要領で冷水を 3 ml 嚥下させて誤嚥なく嚥下できれば、ゆっくりとスプーン一口の食事を摂ることになります。

もし、これらの条件が不十分な場合は、無理をせずに経口摂取は見合わせます。一口摂取の後、むせなどの誤嚥の徴候がないかを確認し、特に問題がなければ一口ずつの食事をゆっくりと患者がもういいというまで続けます。途中でむせや嘔吐がある際には、ただちに食事は中止し、口腔内の吸引や必要により酸素吸入などを行い、その後に発熱などがないかを厳重に監視する必要があります。その後も患者が食事を望んだ場

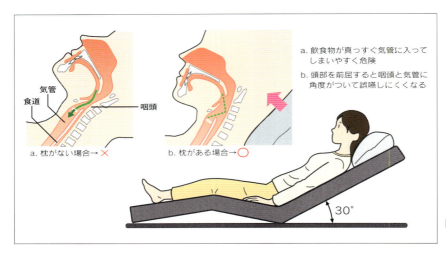

図4-28 安全姿勢(参考文献33より引用改変)。

合でも、少なくとも当日の食事は中止します。後日、経口摂取を再開するか否かは、患者の全身状態の評価を再度行った上で、摂食・嚥下スクリーニングテストをあらためて行い、その結果などを総合的に判断して決定します。

病院歯科口腔外科へ紹介するタイミング

①慢性疾患患者とがん患者の摂食・嚥下障害への対応は異なる

がん患者の摂食・嚥下障害への対応は、発達遅滞、顎切除や舌切除の術後、脳血管障害による後遺症などの摂食機能障害を有する慢性疾患患者への摂食機能療法とは異なります。

したがって、摂食・嚥下障害があるからといって、いきなり嚥下造影検査(VF)や嚥下内視鏡検査(VE)による診断を求めて病院歯科口腔外科へ紹介することは不適当と考えます。

②がん終末期患者はほとんど紹介を

がん患者の摂食・嚥下障害は、がん治療における重症の口腔粘膜炎を除けばほとんどが終末期に起こります。口腔粘膜炎への対応は前述(P.36参照)のとおりですが、終末期がん患者の摂食・嚥下障害についてかかりつけ歯科医院が主体となって対応することはあまりないと思われます。

③自己満足の支援は避けるべき

終末期がん患者の摂食・嚥下障害への対応は、前述のように、残された時間のQOLをより高めることを目的とすべきであり、患者の残された機能の範囲内での摂食・嚥下を試みる精神的サポートとしての側面が強いといえます。それを助けるために病院歯科口腔外科の支援を受けることは意義がありますが、医療者や患者周囲の単なる「自己満足のための検査や訓練」は避けるべきといえます。

歯科的問題①
う蝕症・義歯

化学療法 | 放射線療法 | **全身状態の悪化**

う蝕症に必要な処置

▶症状、全身状態、残された時間との関係によって方針を決める

　終末期以外のがん患者については、通常の歯科治療が十分可能な時期も多く、がん治療中や治療直後でなければ、問題は起こりません。ただ、がん治療後の経過や服用中の薬剤、全身状態などについて患者に問診を行った上で、必要があれば医科主治医に問い合わせを行います。

　終末期がん患者においては、う蝕症の症状の程度と全身状態、特に残された時間（余命）との関係によって治療方針が決まります。ADL が高く保たれ、残された時間も比較的長ければ、通常の歯科治療を行うことになります。ただこの場合でも、補綴処置については十分患者と話し合って方針を決めることが大切です。全身状態が悪化していたり、残された時間が少ない（数週間以内）場合は、患者の主訴に対する治療法のうちで、最も簡単な処置で最大の効果があがる方法を考える必要があります。

　具体的な賞状に対する治療方法の例を以下に述べます。

①う蝕による鋭縁 　　　　　　　　　　　　　　　　　Cure

　鋭縁の削合のみ、または状況が許せばレジン充填を行います。何らかの充填が必要な場合は、仮封剤、セメント充填、レジン充填などにとどめます。

②冷水痛 　　　　　　　　　　　　　　　　　　　　　Cure

　う蝕部分の歯質削除を可及的に行った上で、仮封剤による仮封、ネオダインなど水酸化カルシウム剤の充填、グラスアイオノマーなどの充填、レジン充填などを行います。ただ全身状態によっては、う蝕部分を除去できない場合も多く、この場合は無理に除去せずに充填のみを行います。

③自発痛 　　　　　　　　　　　　　　　　　　　　　Cure

　可能ならば浸潤麻酔の上、抜髄処置を行いますが、全身状態によっては鎮痛剤の投与のみで経過をみることもあります。ただ現実には、終末期にはがんの疼痛に対してオピオイドが処方されていることが多く、これによって歯の自発痛が緩和されている場合もよくみられます。

④咬合痛 　　　　　　　　　　　　　　　　　　　　　Cure

　可能ならば根管治療を行いますが、全身状態や残された時間によって鎮痛剤投与のみでとどめることも多くみられます。この場合も、すでに処方されたオピオイドなどによって、疼痛が緩和されている場合には特に何もせずに経過観察のみを続けます。

義歯に必要な処置

▶調整や修理が多数を占める

①義歯の調整・修理　`Cure`

義歯の治療については、調整や修理が大多数を占めます。義歯の新製が望ましい場合もありますが、調整やティッシュコンディショニング、軟性裏装材を用いた裏装で経過をみることがほとんどです。新しい義歯を作製する場合、印象採得や咬合採得が安全に行えるかという問題に加え、新義歯作製までに時間がかかること、新しい義歯に慣れるまでに時間と手間がかかることなどを勘案すると、従来の慣れ親しんだ義歯を調整する方が患者にとって有益と判断されることが多いためです。患者が新製を希望する場合でも、これらの点や患者の全身状態、残された時間などを考慮して、新製するかどうかをよく検討する必要があります。

②看護師や介護職への説明　`Care`

患者本人が義歯の着脱ができなくなった場合、看護師や介護職が義歯を着脱するのが困難だからという理由で、義歯を取り去ってしまうことがまれにみられます。その際には、看護師・介護職や家人に義歯の着脱方法を説明して体得してもらい、安易に義歯を外してしまわないように指導することも重要です。

さらに、義歯の清掃方法と保管方法についても十分に看護師・介護職や家人に説明する必要があります。特にクラスプ周囲や軟性裏装材などが施された粘膜面、人工歯と人工歯の間などの清掃方法を丁寧に指導することが望まれます。

病院歯科口腔外科へ 紹介するタイミング

う蝕と義歯について、病院歯科口腔外科へ紹介することはほとんどないと思われます。

歯科的問題② 化学療法中の歯科治療

化学療法　放射線療法　全身状態の悪化

必要な処置

▶ やむを得ず治療が必要な場合は、必要最小限の治療を

化学療法の副作用には、骨髄抑制や悪心・嘔吐、倦怠感、食欲不振・味覚障害、口腔粘膜炎、末梢神経障害など様々なものがありますが、化学療法中の歯科治療にとって最も問題となるのは骨髄抑制です。

骨髄の幹細胞は、がん細胞と同様に細胞分裂が速いために抗がん剤による影響を受けやすく、なかでも寿命が短い好中球（寿命 1〜3 日、白血球の 50〜60％）や血小板（寿命 7〜10 日）は著明に減少し、抗がん剤投与後 1〜2 週間で最低値（ナディア）となります。貪食・殺菌能を有し生体防御に重要な好中球は、約 3 週間で回復するとされています（図4-29）。

このように、化学療法中の患者は易感染状態にあることが多く、感染源となりやすい口腔の感染予防や、感染徴候の早期発見による重篤化予防のためのセルフケアはもとより、化学療法前に歯科が介入して徹底した口腔清掃と感染源除去を行う周術期口腔機能管理の意味は非常に大きいといえます。周術期口腔機能管理が的確に行われれば、化学療法中に歯科治療が必要になることはあまりないはずですが、やむを得ず何らかの歯科治療が必要な場合は、医科主治医と患者の全身状態、化学療法のスケジュール（次回の抗がん剤投与の 2〜3 日前が全身状態、血液状態が最も安定している）、検査データ、抗菌薬などの投薬の可否などについて協議の上、必要最小限の歯科治療に止めることが重要です。

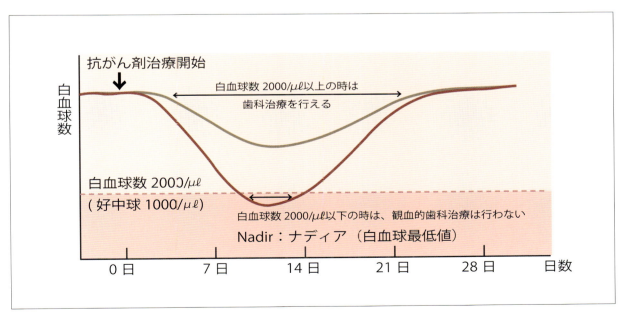

図4-29　抗がん薬による主な副作用の出現時期（参考文献 34 より引用改変）。

抜歯や切開などの観血処置を行う場合は、①白血球数が 2,000/μl（好中球数 1,000/μl）以上あること、②血小板数が 5 万 /μl 以上あることが最低条件ですが、このような厳しい状況下の患者に対して、一般的な歯科医院であえて観血処置を行うことは避けるべきで、病院歯科口腔外科へ患者を紹介する必要があると考えます。

　非観血処置は、白血球数や血小板数に関係なく治療が可能ですが、できるだけ口腔粘膜や歯肉を傷つけない配慮が必要です。多いのは義歯による褥創性潰瘍で、潰瘍部からの感染を防ぐために義歯を削合するか、可能なら義歯を短期間装着せずに潰瘍の治癒を促すようにします。必要であれば、含嗽剤を投与します。ティシュコンディショニングなどは、潰瘍が治癒した後に行うようにします。抜髄や感染根管治療などは、患者の全身状態が悪い時は避けるようにし、消炎鎮痛剤などの投与で経過観察し、全身状態が落ち着いたときに行うようにします。

病院歯科口腔外科へ紹介するタイミング

①観血処置が必要になった場合

　がん治療による骨髄抑制が著しく、白血球数や血小板数が著明に低下している時期に、何らかの観血処置が必要になったり、重度の口腔内感染症を併発している場合は、すみやかに病院歯科口腔外科へ紹介する必要があります。

②全身状態の悪化が懸念される場合

　発熱など患者の全身状態の悪化が懸念されるものの、直近の血液検査データがない場合や口腔内感染症などが重篤化しつつあると思われる場合は、ただちに病院歯科口腔外科へ紹介します。

歯科的問題③
放射線療法中・後の歯科治療

化学療法　放射線療法　全身状態の悪化

必要な処置

▶ やむを得ず治療が必要な場合は、必要最小限の治療を

放射線療法による副作用は[35]、治療中〜3ヵ月以内に発症する急性期副作用と、治療終了後3ヵ月以降に発症する晩期副作用に大別されます(表4-10)。急性期全身的副作用の放射線宿酔は、嘔気・嘔吐、食欲不振、倦怠感などの症状を呈し、治療初期の一過性の症状ではあるものの、患者本人にとっては大変つらい症状であり、症状に応じた対応の他、放射線療法に対する不安の軽減にも努めるようにします。

口腔内が照射野に含まれる場合の急性期局所的副作用では、放射線性口腔粘膜炎への対応が最も重要です。20Gy(グレイ:放射線の線量の単位)頃から出現し照射量が増えるにつれて増悪しますが、照射終了後2週間程度で改善します。照射野に大唾液腺が含まれる場合は、唾液分泌障害が起きて口腔乾燥症が発症する他、舌が含まれる時は味覚障害が起こります。いずれも20Gy頃より生じ、照射後数ヵ月で改善傾向を示しますが、高線量照射では不可逆的となることがあります。

口腔内が照射野に含まれる場合の晩期局所的副作用としては、放射線性骨髄炎や放射線性顎骨壊死が最も重要な副作用です。最大の誘発因子は照射野の抜歯処置で、治療後何年経っても発症する可能性があります。その他、皮膚や口腔粘膜の瘢痕形成、瘢痕に伴う開口障害、唾液分泌障害に起因するう蝕の発生などがみられます。

表 4-10　放射線療法の副作用(参考文献 35 より引用改変)

副作用の種類		考えられる副作用
急性期	全身的	• 放射線宿酔 • 骨髄機能抑制
	局所的	• 急性浮腫 • 放射線性皮膚炎 • 放射線性粘膜炎(口腔粘膜炎) • 放射線性肺臓炎(口腔乾燥症) • 唾液分泌障害 • 味覚障害
晩期		• 放射線性肺臓炎、肺線維症 • 放射線性直腸炎、直腸潰瘍 • 放射線性膀胱炎、膀胱潰瘍 • 唾液分泌障害 • 味覚障害 • 放射線性骨髄炎 • 放射線性顎骨壊死 • 二次性発がん

抜歯より根管治療が望ましい場合	抜歯、根管治療とも可能な場合
・55Gy を超える照射野にある下顎の歯	・55Gy を超える照射野にある上顎の歯 ・55Gy 未満の照射野にある歯 ・照射野外にある歯

図4-30　抜歯と根管治療の選択（参考文献34より引用改変）。放射線療法単独の場合のガイドラインであり、化学療法が加わる場合は適用できない。

①口腔内が照射野に含まれない場合の歯科治療

急性期副作用の放射線宿酔によって全身倦怠感や嘔気・嘔吐などが強く、体調不良をきたしている場合には、歯科治療は避けたほうがよいと思われます。ただ、歯髄炎などでやむを得ず歯科治療を行う際には、医科主治医と相談の上、ショックなどの偶発症に注意しながらできるだけ短時間で治療を終わらせるようにします。

骨髄抑制によって白血球が減少している場合には、化学療法における基準（P.73参照）を参考にして治療内容を検討します。

②口腔内が照射野に含まれる場合の歯科治療

a. 急性期

放射線性口腔粘膜炎は、抗がん剤による口腔粘膜炎よりも一般的に重篤なものが多く、特に NCI-CTCAE（ver. 4.0）の評価法でグレード3以上の場合では口腔粘膜炎が改善するまで歯科治療を延期することが望まれます。やむを得ず歯科治療を行う時は、口腔粘膜炎の発症している部位を水やエアーで刺激しないよう格別の配慮が必要です。できれば、4％キシロカインやキシロカインビスカスなどの局所麻酔薬で口腔粘膜炎の部位を麻酔してから治療に望むようにします。また少しの刺激でも出血しやすので不用意に触ったりしないように注意します。もし出血がみられたら、オキシドールを含ませたガーゼを絞って圧迫止血を行います。

b. 晩期

最も注意が必要な歯科治療は下顎の抜歯です。上顎は下顎に比べ血流が豊富なため、抜歯による放射線性骨髄炎や放射線性顎骨壊死のリスクは少ないと考えられます。照射量が55Gy以上の下顎臼歯の抜歯では、放射線性顎骨壊死の発生率は30～40％と高く危険なため、抜歯は行わず感染根管治療を選択するほうが望ましいとされています[34]。

一方、55Gyを超える照射野にある上顎の歯や55Gy未満の照射野にある歯、照射野外にある歯などの抜歯では、放射線性顎骨壊死をきたすリスクは少ないと考えられています（図4-30）。

COLUMN 5　薬剤関連顎骨壊死（MRONJ）

　薬剤関連顎骨壊死（Medication-Rerated Osteonecrosis of the Jaw：MRONJ）は、骨吸収抑制薬や血管新生阻害薬の投与の副作用として発症する顎骨壊死（ONJ）をさします。骨吸収抑制作用を持ち、骨粗鬆症などの治療に用いられるビスフォスフォネート製剤（BP製剤）の投与による顎骨壊死が2003年に初めて報告されたことにより、ビスフォスフォネート関連顎骨壊死（Bisphosphonate-Rerated ONJ：BRONJ）と呼ばれてきましたが、その後、新たな骨吸収抑制薬（抗ランクル抗体：デノスマブ）や血管新生阻害薬（分子標的薬：ベバシズマブなど）によっても顎骨壊死がみられたことから、薬剤関連顎骨壊死（MRONJ）と呼ばれるようになりました。なお、デノスマブによるONJをDRONJ、BRONJとDRONJをあわせて骨吸収抑制薬関連顎骨壊死（Anti-resorptiveagents-Rerated ONJ：

ARONJ）と呼ばれています（表4-11）。

　骨吸収抑制薬や血管新生阻害薬は、がん治療においてはがんの骨転移および高カルシウム血症の治療や症状の緩和に重要な薬剤であり、これらの薬剤の投与によってMRONJが生じないような配慮が医科側、歯科側、双方に求められます。すなわち、顎骨壊死は抜歯などの観血処置が原因となって起こることが多いため、骨吸収抑制薬や血管新生阻害薬の投与が予想される時は、前もって必要な抜歯などの処置を行っておくことが大切です。このためにも、がん治療の開始前の周術期口腔機能管理は大変重要で、医科から歯科へ患者を積極的に紹介し、徹底した口腔清掃とセルフケア方法の指導、抜歯などを含めた歯科処置などを行って良好な口腔環境の確立を図っておくことが望まれます。

（次ページに続く）

表4-11　薬剤関連顎骨壊死（MRONJ）（参考文献36、37より抜粋し作成）

	薬剤	作用機序	適応症	顎骨壊死の発生頻度（注射薬）
骨吸収抑制薬 ARONJ	ビスフォスフォネート製剤（BP製剤）BRONJ	骨中のハイドロキシアパタイトに吸着し、破骨細胞のアポトーシスを誘導することで強力な骨吸収抑制能を示す	骨粗鬆症 固形がんの骨転移 多発性骨髄腫の骨病変 高カルシウム血症	1〜2％
	デノスマブ（抗ランクル抗体）DRONJ	破骨細胞の形成、機能、生存に重要なRANKLを特異的に阻害し、破骨細胞による骨吸収を抑制する	骨粗鬆症 固形がんの骨転移 多発性骨髄腫の骨病変	0.1〜2.0％
血管新生阻害薬	ベバシズマブ（分子標的薬）	VEGFに対するモノクローナル抗体で、腫瘍血管新生の抑制、腫瘍間質圧低下による組織薬物濃度の増加などにより抗腫瘍効果を発揮する	大腸がん 肺がん 乳がん	0.2〜0.9％

RANKL：receptor activator for nuclear factor κ B ligand
VEGF：vascular endothelial growth factor　（血管内皮成長因子）

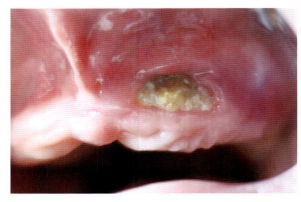

図4-31　ビスフォスフォネート製剤による顎骨壊死。

　顎骨壊死の症状としては、初期には骨露出を認めず、歯槽部歯肉の発赤や腫脹、排膿をみるのみで、歯肉膿瘍の像を呈します。やがて小さな潰瘍ができて骨露出がみられるようになり、その後徐々に潰瘍と骨露出部は増大し、骨壊死をきたして腐骨となることもあります。骨露出部の疼痛よりは、清掃不良による周辺の歯肉の炎症による接触痛や鈍痛、圧痛を訴えることの方が多くみられます（図4-31）。

　ケアとしては、感染を防ぐための愛護的かつ徹底した口腔清掃が必要です。すなわち、骨露出部周囲の洗浄による清掃、食後の含嗽やブラッシング、スポンジブラシによる口腔粘膜の清掃、義歯の清掃などを根気よく続ける必要があります。

　キュアとしては、疼痛の管理と感染の防御を目的とし、鎮痛薬の投与（NSAIDsなど）、抗菌薬の投与、骨露出部周囲への局所的な抗菌薬の注入、含嗽剤の投与などを行います。

　重要な点は、生じてしまった顎骨壊死の完治は困難であることから、あくまで対症療法としての疼痛管理と感染防御を目的とするべきで、がん治療としての骨吸収抑制薬や血管新生阻害薬の投与を中止するよう求めてはいけません。

付　録

がんに関する基礎知識

「がん」とは

1-1
がんの定義

▶腫瘍と肉腫に大別される

一般的に悪性腫瘍を「がん」と呼びますが、腫瘍は生体における構成細胞が自律的に過剰増殖したものと定義され、悪性腫瘍と良性腫瘍に大別されます。悪性腫瘍は増殖速度が速く、周囲を破壊し（浸潤）、他の臓器に飛び火し（転移）、生命の危険を招くことがあるため「悪性」なのであり、発生母組織が上皮性細胞の悪性腫瘍を癌腫（癌、がん）と呼び、非上皮性（実質性）細胞のものを肉腫と呼びます。

1-2
がんの一生

▶1日に5,000個程度発生するがん細胞。免疫の目をかいくぐったものががん組織を作り人体の死とともに消滅する

がん細胞が生まれるきっかけは、もともと自分の体を構成する正常な細胞が、何らかの原因によってある特定の遺伝子（がん遺伝子やがん抑制遺伝子）に突然変異（DNAのコピーミス）を起こし、染色体の異常やDNAの塩基配列に変異が起こる結果、とめどもなく分裂を繰り返すがん細胞に変化することが最初の段階と考えられています。がん細胞は健康な人でも1日に5,000個程度発生しているといわれていますが、免疫細胞（Tリンパ球）によってすぐに排除されています。しかし、がん細胞は、もとは自分の細胞だったために免疫細胞に異物（非自己）として認識されにくい場合があり、免疫系の網の目をかいくぐって生き残るがん細胞が現れます。1個のがん細胞が分裂を重ねて100万個まで増殖すると1ミリくらいの大きさになりますが、検査によって発見されるくらい（直径1cmほど、約10億個）にまで大きくなるには10〜20年くらいの時間がかかるといわれています。

臨床的に診断できるくらいに大きくなったがん組織は、その後増殖のスピードを速め、周囲の組織に浸潤しながら増大していきます。そして一部のがん細胞がリンパ管や血管の中に侵入して、リンパ液や血液の流れに乗ってリンパ節や他の臓器に流れ着き（遠隔転移）、そこで新たながん組織を形成して増大を続けます。がん組織が大きくなるには栄養が必要ですが、それを体からどんどん奪い取っていくため、体は栄養不良となって衰弱し（悪液質）、ついにはその人自身を死に至らしめるのです。

がんは他人に感染して増殖することはできず、自分の生まれた人の体の中でしか生きていけないのに、自分だけが勝手に増殖して体の栄養分を使い果たしたあげく、その人の死によってがん自身も死んでいくという自己矛盾に満ちた奇妙な存在なのです。

1-3
がんと老化

▶ 高齢になるほど罹患率は高い

統計によると[1]、50歳以降からがんの罹患率が増加し、高齢になるほど罹患率が高くなる傾向があります。これはDNAの傷が蓄積されてがん細胞の発生が増えることに加えて免疫細胞の働きが衰えることが理由とされています。がんが老化の一種といわれるのはそのためです[2]。男女ともが「人生80年時代」に入った超高齢社会の日本において、がんが増加傾向にあるのも、平均寿命が延びていることと無縁ではないかもしれません。日本人の平均寿命は今後もまだ延びるといわれていますから、がんにかかる人もさらに増えることが予想されます。

1-4
「がん＝死」
ではない

▶ 「がんサバイバー」が増えている

事実、いまや日本人の2人に1人ががんにかかり、3人に1人ががんで亡くなるといわれています。わが国では、がんは1981年に脳卒中を抜いて死因のトップとなって以来増え続けており、2014年にがんで亡くなった人は368,103人で死亡総数の28.7%を占めています[1]。このことから「がん＝死」というイメージはいまだに根強く、がんの告知が死刑宣告のように受け取られる場合も多いようです。

5年生存率は、がんと診断された人のうちで5年後に生存している割合をさし、現在のところがんの治癒率とされています。現在、固形がん全体の5年生存率は約50%です。

5年相対生存率は、がんと診断された人のうち5年後に生存している人の割合が、日本人全体で5年後に生存している人の割合に比べどれくらい低いかで表すもので、100%に近いほど治療で生命を救えるがんであることを意味します。これによると2006年から2008年にがんと診断された人の5年相対生存率は、がん全体で男性59.1%、女性66.0%であり[1]、過半数の人は生きているのです。

甲状腺、前立腺、乳房（女性）、子宮などのがんは約80%以上の5年相対生存率を示しており[1]、多くの方が「がんサバイバー」として社会で元気に活躍されています。ただ一方で、膵臓がんでは5年相対生存率は約7%、胆のう・胆管、肝臓、肺、食道などのがんでは5年相対生存率は約20%～約40%で[1]、同じがんでも予後の良いがんと、難治性のがんがあることを知る必要があります。

2 がんはどんな経過をたどるのか

2-1
がん患者の病の軌跡

▶がん患者ががんの進行・治療過程で味わう苦痛を理解する

　患者さんは、何らかの症状を自覚することで医療機関を受診し、診察や検査を受けてがんの診断と告知を受けます。その後、がんの治療(外科手術、化学療法、放射線療法など)が始まりますが、近年はこの治療が奏功して5年を超えて生存する患者も増え、がんを克服する患者も増加しています。しかし、がんの特徴として再発や転移をきたすことも多く、その場合は再発・転移に対する治療や症状を和らげる治療やケアが行われますが、がんの消失がみられない時には終末期を経て死に至ります(図付-1)。

　患者は、初診・診断期から治療を経て終末期に至るまで色々な身体的・精神的苦痛を経験し、社会的な問題やスピリチュアルな苦悩も加わって、全人的苦痛(トータルペイン)といわれる様々な苦痛を経験します(図付-2)[3]。

　がん患者の病の軌跡をADLを指標にしてあらわすと、がん治療期や再発・転移期においては、がん治療やがんの進行に伴いADLは一時的に低下するものの一般的に高く保たれ、終末期においても比較的ADLが保たれた状態が続き、最期の数週間で急速に低下するという特徴があります[4]。

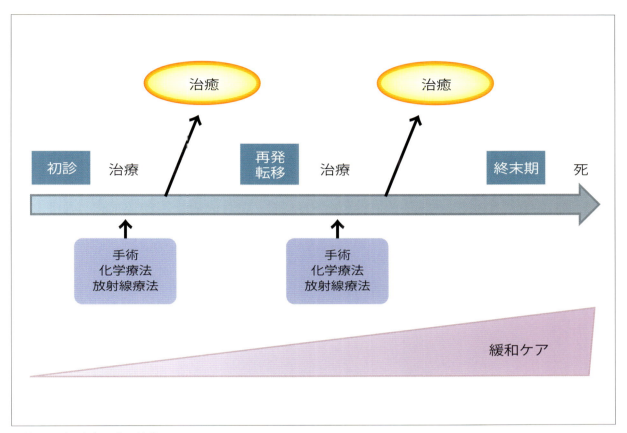

図付-1　がん患者の病の軌跡。

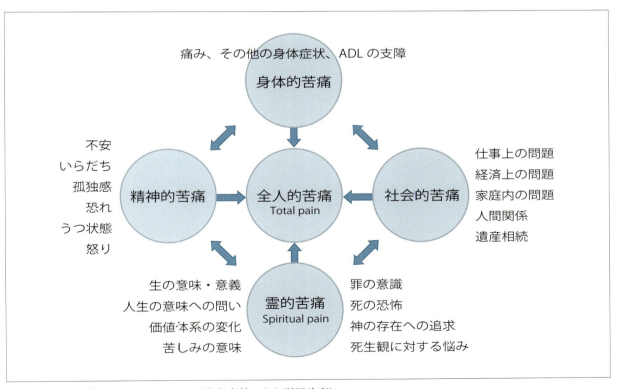

図付-2　全人的苦痛（トータルペイン／参考文献3より引用改変）。

2-2 患者の苦痛の変化

▶精神的、社会的、経済的、死への恐怖など様々な苦痛を患者は体験する

　診断期では、病名告知による心理的衝撃は非常に大きく、強い精神的苦痛が患者を襲います（図付-3）[5]。それと同時に、がん治療に伴う休職や退職といった仕事の問題、家族間での役割の変化、さらに経済的問題などの社会的苦痛がみられます。

　がん治療期になると、手術や化学療法、放射線療法などの治療に対する不安、化学療法や放射線療法による副作用の問題や術後の体力低下などの身体的苦痛が大きくなります。また、最初の治療が終わると再発・転移への不安が起こってきます。それはやがて死への不安へとつながり、精神的苦痛やスピリチュアルな苦痛が増してきます。

　再発・転移期では、恐れていた再発・転移が現実のものになってしまった精神的衝撃が大きく、再発後の治療への不安、社会復帰できるのだろうかという不安などの精神的苦痛が辛く大きいものになっていきます。さらに二次治療による身体的苦痛も加わることによりADLが低下し始め、社会生活・日常生活への再適応の問題が起こります。

　終末期になると、それまでの様々な苦痛に加えて、死への恐怖が加わって、死と向き合うことへの負担からスピリチュアルな苦痛・精神的苦痛が増大してきます。終末期がん患者では、「死にたい」という気持ち（希死念慮）は10〜20％の患者にみられますが、この概念はうつ状態と絶望感を代表する精神的苦痛で、その背景には多彩な苦痛や苦悩が存在していると考えられています[6]。また、終末期特有の悪液質などの身体的問題も発生し、ADLは徐々に低下していきます。そして死の数週間前より急激にADLは低下し、臨死期へと向かいます。この終末期の身体的苦痛は、精神的苦痛やスピリチュアルな苦痛をさらに増幅することにつながります。

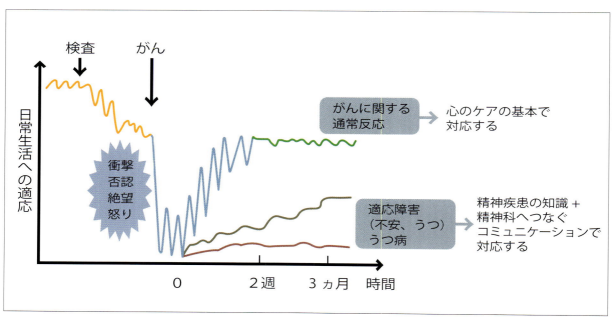

図付-3　がん患者の心の反応と必要な対応（参考文献5より引用改変）。

2-3
ケアのあり方

▶診断期から終末期まで切れ目のないケアが必要

がんの診断を受けた時から、患者の苦痛は始まります。患者の様々な苦痛を緩和し、患者を支えることが緩和ケアの目的ですので、診断期から終末期までの切れ目のないケアが行われることが理想です。ただ、患者の苦痛が多岐にわたることやサポート体制などの難しい問題も多いため、患者の状況に即したきめ細かなケアが十分に行われているとは未だいいがたく、今後の更なる取り組みが望まれるところです。

診断期では、がんの診断と病状を患者と家族が受け入れるための精神的支援が重要で、これから始まるがん治療に関する情報の提供も大切です。がんに対する通常の心の反応は前述の図付-3 のごとくで、医療スタッフの共感に満ちた傾聴や情緒的サポート、適切な精神的ケアなど、基本的な心のケアを行います。適応障害（不安・うつ）、うつ病、せん妄などがみられる場合は、精神科へのコンサルテーションが必要です。

がん治療期で最も重要なケアは、治療と副作用から生じる身体的苦痛に対する援助で、身体的苦痛が緩和されなければ、治療そのものが中断・中止されることもあり、患者の予後を左右することにもなりかねません。

再発・転移期になると、患者の病状を患者と家族が受け入れるための精神的サポートが大切で、患者の価値観や人生観を理解し、患者の意思決定を支え尊重することも必要です。さらに、再発・転移に伴う疼痛などの身体的苦痛への症状コントロールも特に重要になります。またこの時期になると、医療に加えて患者と家族の日常生活を支えることも必要になります。

終末期では、それまでのケアに加えて、患者と家族がともに過ごす時間を提供することや残される家族を支えるケアが重要になります。患者は終末期特有の身体的苦痛を訴えるため、安楽なケアを最優先した症状緩和が図られます。

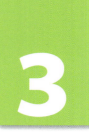
がん治療とは

3-1 集学的治療

治療期に行われるがんの治療は、外科手術、化学療法（抗がん剤治療）、放射線療法の3つが主たるもので、補助療法（アジュバント療法）として免疫療法、ホルモン療法などがあります。近年は外科手術、化学療法、放射線療法を組み合わせた集学的治療が多く行われています。

①外科手術

治療内容

手術によってがんを摘出します。がん細胞は浸潤性に発育するため、安全域を見込んで切除範囲を広くとる拡大手術が行われます。このためがん組織が大きければ手術で取りきることができず、化学療法や放射線療法の併用が必要になり、完治の見込みが低下します。このためにも早期発見、早期治療が最も望まれます。また手術にはがん組織を摘出すれば済むものと再建手術が必要なものがあります。

②化学療法（抗がん剤治療）

治療内容

抗がん剤には、代謝回転の速い増殖の活発な細胞を障害する従来型の細胞障害性抗がん薬と、がん細胞への選択性と特異性を高めることを目標に開発された分子標的薬があります（表付-1）。

従来型の抗がん剤は、効果が現れる投与量と副作用が現れる投与量が近接しているため、一般的な薬剤に比べて治療域（安全域）が狭く、十分な抗腫瘍効果を得るためには副作用の出現が避けられません。また、細胞分裂が活発な細胞を狙い撃ちするため、増殖が盛んであればがん細胞だけでなく正常細胞までも傷害してしまいます。

このため細胞増殖の盛んな正常細胞である骨髄造血細胞、小腸粘膜の上皮細胞、毛根の細胞、口腔粘膜細胞なども傷害される結果、骨髄抑制（好中球減少症など）、下痢、頭髪の脱毛、口腔粘膜炎などが副作用として発現してきます。

一方、近年の分子レベルの基礎研究により、がん細胞だけで活発に働き、正常細胞では働きが低い分子が存在することがわかってきました。分子標的薬は、この分子に選択的・特異的に作用してがん細胞の増殖を抑えることを目的に開発されたものです。

表付-1　細胞障害性薬（従来型の抗がん剤）と分子標的薬の比較（参考文献7より引用改変）

	細胞障害性薬 （従来型の抗がん剤）	分子標的薬
薬の作られ方	薬が作られた後に、がん細胞にどう働くか研究	薬を作る前に、分子（標的）を決める
薬の働き	細胞増殖のさかんな細胞（正常細胞、がん細胞とも）を"じゅうたん攻撃"	分子（標的）を持つがん細胞を"ピンポイント攻撃"
薬の効き方	腫瘍を小さくする（殺細胞効果）	腫瘍をおとなしくさせる（静細胞効果）および腫瘍を小さくする（殺細胞効果）
がん細胞の選択性・特異性	低い	高い
疾患・患者の絞り込み	経験に基づく	分子（標的）の有無により可能
副作用	・大きい ・詳細な情報がある ・支持療法が進歩している	・小さいと期待 ・予想外の副作用がある ・長期投与の安全性は不明

③放射線療法

治療内容

　放射線は電磁波（光子線）と粒子線の2つに大別され、電磁波にはX線、γ（ガンマ線）などがあり、粒子線は原子を構成する粒子（電子、陽子、中性子など）がいろいろな速度で飛んで来るものです。がんの治療に使われる放射線は、X線、γ線、電子線が主で、その他陽子線、重粒子線が研究段階で使われています[8]。

　放射線は、がん細胞のDNAを切断して、がん細胞の分裂と増殖を妨げる他、細胞が自ら死んでいくアポトーシスという現象を増強してがん細胞を死に至らしめます。また、がん細胞のDNAが切断されることにより、免疫細胞ががん細胞を異物として認識しやすくなって免疫がん細胞を攻撃するという一種の免疫療法ともいえる側面もあるのです。

　以前のX線は、照射深度の調整が難しく周囲の正常組織も傷害するという難点がありましたが、放射線治療機器やコンピュータの発達などによって、がん組織により多くの放射線量を照射できるようになるとともに、周囲の正常組織への照射量を減らすことが可能となり、がん治療の成績向上と同時に副作用の少ない放射線治療が実現してきています[8]。

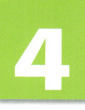

がんの再発と転移

4-1 再発と転移の違いとは

最初の治療によっても、がん組織の一部が生き残り、原発巣の近辺で再び増殖することを再発、別の離れた場所に飛び火することを転移といいます。これが、がんの最も大きな特徴の一つで、再発や転移したがんは完治が難しくなり、患者さんの予後を直接左右することになります。

転移には、リンパ行性転移と血行性転移があります。この他に広義の転移として、播種がありますが、これは腹膜播種などのようにがん細胞が体腔にあたかも種を播いたように広がり、がん細胞巣を形成する現象です。

①リンパ行性転移

全身の臓器にはリンパ管が網状に張り巡らされており、これらを流れるリンパ液は臓器周囲の所属リンパ節へと流入します。がん細胞が腫瘍間質のリンパ管内へ侵入すると、塞栓症の結果として所属リンパ節に転移巣が形成されます。例えば口腔がんでは顎下リンパ節や頚部リンパ節に転移巣が形成されます。最も有名な遠隔リンパ節転移は、ウィルヒョー結節と呼ばれる左鎖骨上窩リンパ節転移で、深部臓器に進行がん（胃がんや肺がん等）が存在します[9]。

②血行性転移

原発巣で浸潤性増殖したがん細胞が、腫瘍局所や周囲組織の小静脈内へ侵入し、遠隔臓器に運ばれて転移巣が形成されることを血行性転移といいます。静脈系に侵入したがん細胞塊は、血流に乗って運ばれて最初に毛細血管と遭遇する臓器で転移巣が形成されます。血行性転移は転移巣の発見時点で全身的であり、通常は手術が困難と考えられています[9]。

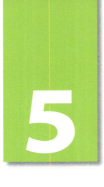

5 がんの終末期

5-1
多様で、明確な規定の難しい終末期

▶ヨーロッパ、米国、日本でそれぞれの捉え方がなされているのが現状

人の終末期は実に多様で、終末期を明確に規定することは非常に困難です。ヨーロッパ緩和ケア協議会は、「病状の最終ステージで生命の危機に瀕している状態、数日で亡くなる可能性がある状態」と定義しています[10]が、一方で米国NIHは「終末期やその移行期には明確な定義を提供するエビデンスはない。時間枠で決定するべきではない」としています[11]。日本の医療現場では一般的に「あらゆる集学的治療をしても治癒に導くことができない状態で、生命予後が6ヵ月以内と考えられる状態」[12]といわれています。

日本学術会議臨床医学委員会終末期医療分科会は、その報告書「終末期医療のあり方について－亜急性の終末期について－」の中で、がん等の亜急性型の終末期を「病状が進行し、生命予後が半年あるいは半年以内と考えられる時期」としています[13]。

がんの終末期の患者は、身体的苦痛だけではなく、不安や苛立ちなどの精神的苦痛、経済的な問題などの社会的苦痛、さらには人生の意味への問いかけなどの霊的苦痛（スピリチュアルペイン）などを併せ持ち、複雑で深刻な全人的苦痛（トータルペイン）（P.82参照）を経験するとされています。このような苦痛に満ちた終末期ではあるものの、人生の最終章としての大切な時間を患者はどう生き、家族はどう支え、周りの医療関係者はどのような心身の援助を提供できるか、それぞれの立場で真剣に考える必要があると思われます。

5-2
がん患者の死因最多は感染症

▶がんが直接の死因となる場合は少ない

がんの増殖による局所的影響（臓器障害や臓器不全、出血など）が直接の原因で亡くなる人は少なく、がん由来の悪液質や腫瘍代謝産物、腫瘍随伴症候群（内分泌異常、代謝障害、造血機能異常、凝固系亢進、免疫能低下）などの原因が複合的に作用する結果、多臓器不全や循環・呼吸・中枢神経などの生命を保つ系統の失調などをきたし、全身のホメオスタシス（恒常性）が破綻することが原因で亡くなる場合がほとんどです。

直接の死因として最も多いものは感染症で、約50％のがん患者の死因となっています。感染症の中では肺炎が最も多く、衰弱、呼吸筋の萎縮、肺底部無気肺、誤嚥などに関連した肺炎がみられます。次いで臓器不全、悪液質（不応性悪液質）、血栓、出血の順に多く、悪液質は約20％の患者の死因となっています。出血では凝固・線溶系の異常が約50％の患者で見られ、15％の患者で出血や血栓が、7～10％の患者で播種性血管内凝固症候群が、6％の患者で大量出血が見られ、急な死の原因となります[14]。

参考文献一覧

【第1章】

1. 井部優子, 箕輪良行(監修). 看護・医学辞典. 第7版. 東京: 医学書院, 2014;253.
2. 酒井明夫, 藤尾均, 森下直貴, 中里巧, 盛永審一郎(編). 生命倫理辞典. 新板増補. 東京: 太陽出版, 2010;229-230.
3. 久育男, 夏目長門, 星和人, 藤島一郎, 中川種昭.【座談会】口腔ケアの現状と問題点. 日医師会誌 2015;144(3):457-468.
4. 田村文子. 口腔ケア. 月刊ナーシング. 1982;臨時増刊号 2(3):400-404.
5. 角保徳. 専門的な口腔ケア. 東京: 医歯薬出版, 2012;20-25.
6. 櫻井薫.「口腔ケア」に関する検討会の進捗と今後の展開. 日歯医師会誌 2016;69(4):16-17.

【第2章】

1. Oral Complications of Chemotherapy and Head/Neck Radiation (PDQ®)–Health Professional Version. https://www.cancer.gov/about-cancer/treatment/side-effects/mouth-throat/oral-complications-hp-pcq
2. 杉政和, 他. 緩和ケア患者における口腔不快症状の実態. 第6回日本緩和医療学会総会講演抄録集 2001;139.
3. 岸本悦央. 口腔乾燥症の原因. 歯科展望 2002;100(1):27-32.
4. 佐々木成(編). 水とアクアポリンの生物学. 東京: 中山書店, 2008;69.
5. 稲永清敏. 加齢による体液恒常性の変化と口腔乾燥症とのかかわり. 歯界展望 2002;100(1):33-38.

【第3章】

1. 作田正義. 口腔粘膜疾患の分類と診断. in: 榎本昭二, 作田正義(編). 口腔粘膜疾患の診断. 歯界展望別冊. 東京: 医歯薬出版, 1986;21-26.

【第4章】

1. Sonis ST. Mucositis as a biological process: a new hypothesis for the development of chemotherapy-induced stomatotoxicity. Oral Oncol 1998;34(1):39-43.
2. 百合草健圭志, 栗原絹枝, 太田洋二郎, 草深公秀. がん患者の口腔トラブルと発生機序. 看護技術 2006;52(14):11-14.
3. 田原信, 鈴木直也, 榎田智弘. フローチャートでわかるがん化学療法の副作用. 東京: 南山堂, 2015:140-156.
4. 化学療法と頭頸部放射線療法の口腔合併症(PDQ®). http://cancerinfo.tri-kobe.org/pdq/summary/japanese-s.jsp?Pdq_ID=CDR0000062870
5. 大江祐一郎, 落合由美, 松丸礼. がん患者さんのための国がん東病院レシピ. 東京: 法研, 2013.
6. 公益財団法人がん研究振興財団. がん治療前の食事のヒント. 2013.
7. 静岡県立静岡がんセンターホームページ. http://survivorship.jp/
8. 古瀬純司(編著). 消化器がん化学療法看護完全マスター Book. 大阪: メディカ出版, 2010:109-111.
9. Mahood DJ, Dose AM, Loprinzi CL, Veeder MH, Athmann LM, Therneau TM, Sorensen JM, Gainey DK, Mailliard JA, Gusa NL. Inhibition of fluorouracil-induced stomatitis by oral cryotherapy. J Clin Oncol 1991;9(3):449-452.
10. 金子明寛. 口腔感染症に対する抗菌薬療法. —新しい抗菌薬を中心に—. 第32回(公社)日本口腔外科学会教育研修会資料 2008:22-26.
11. 柿木保明. 口腔乾燥症の診断, 評価と臨床対応. 唾液分泌低下症候群として考える. 歯界展望 2000;95(2):321-332.
12. 日本緩和医療学会緩和医療ガイドライン委員会(編). 終末期がん患者の輸液療法に関するガイドライン. 2013年版. 東京: 金原出版, 2013:80-82.
13. 松尾龍二. 味覚の異常と加齢変化. In: 尾崎登喜雄(編集・監修). 口腔内科学. 高知: 飛鳥出版室, 2008:61-64.
14. 愛場庸雅. 味覚障害患者の動向. In: 阪上雅史, 加我君孝, 久保武, 池田勝久, 岸本誠司(編). 耳鼻咽喉科診療プラクティス. 12. 嗅覚・味覚障害の臨床最前線. 東京: 文光堂, 2003:88-91.
15. 小野あゆみ, 井野千代徳, 山下敏夫. 味覚の不定愁訴. —自発性異常味覚症—. JOHNS 2002;18: 953-956.
16. 愛場庸雅. 漢方製剤. In: 阪上雅史, 加我君孝, 久保武, 池田勝久, 岸本誠司(編). 耳鼻咽喉科診療プラクティス. 12. 嗅覚・味覚障害の臨床最前線. 東京: 文光堂, 2003:162-165.
17. 小倉孝文, 浦出雅裕, 綿谷和也, 杉山勝, 古澤栄之, 白砂兼光, 松矢篤三. 上顎腫瘍摘出術後欠損部充填ガーゼのクリンダマイシン局所使用による悪臭除去効果について. 日口腔外会誌 1990;36(1):192-198.
18. 小谷泰子. 歯科と嚥下障害. 日本臨床口腔外科医会研修会資料集 2003:18.
19. Cruz-Jentoft AJ, Baeyens JP, Bauer JM, Boirie Y, Cederholm T, Landi F, Martin FC, Michel JP, Rolland Y, Schneider SM, Topinková E, Vandewoude M, Zamboni M; European Working Group on Sarcopenia in Older People. Sarcopenia: European consensus on definition and diagnosis: Report of the European Working Group on Sarcopenia in Older People. Age Ageing 2010;39(4):412-423.
20. 佐久間邦弘. サルコペニアとは. In: 荒金英樹, 若林秀隆(編). 悪液質とサルコペニア. 東京: 医歯薬出版, 2014:11-17.
21. 向井美惠, 鎌倉やよい(編). 摂食・嚥下障害の理解とケア. 東京: 学習研究社, 2003:14-25.
22. 井上誠. 嚥下の神経機構. Brain Nerve 2015;67(2):157-168.
23. Hiiemae KM, Palmer JB. Food transport and bolus formation during complete feeding sequences on foods of different initial consistency. Dysphagia 1999;14(1):31-42.
24. 大熊るり, 藤島一郎, 小島千枝子, 北條京子, 武原格, 本橋豊. 摂食・嚥下障害スクリーニングのための質問紙の開発. 日摂食嚥下リハ会誌 2002;6(1):3-8.
25. 井上誠. 一般歯科医の摂食嚥下への介入の仕方. ～何ができて, 何ができないのか～. 小松歯科医師会学術講演会配付資料. 石川:H28 年 10 月 8 日.
26. 戸原玄. 摂食・嚥下障害の診断・評価の方法. In: 浅田美江(編). 摂食・嚥下障害患者の"食べたい"を支える看護. 臨床看護 2009;35(4) 臨時増刊号:453-468.
27. 小口和代, 才藤栄一, 水野雅康, 馬場尊, 鈴木美保. 機能的嚥下障害スクリーニングテスト「反復唾液嚥下テスト」(the RepetitiveSalivaSwallowing Test:RSST)の検討. (1)正常値の検討. リハ医 2000;37:375-382.
28. 小口和代, 才藤栄一, 馬堤尊, 楠戸正子, 田中ともみ, 小野木啓子. 機能的嚥下障害スクリーニングテスト「反復唾液嚥下テスト」(the RepetitiveSalivaSwallowing Test:RSST)の検討. (1)妥当性の検討. リハ医 2000;37:383-388.
29. 才藤栄一. 他. 摂食・嚥下障害の治療・対応に関する総合的研究. 平成11年度厚生科学研究補助金報告書. 2000.
30. 石田瞭, 向井美惠. 嚥下障害の診断 Update. 新しい検査法Ⅱ. 段階的フードテスト. 臨床リハ 2002;11(9):820-824.
31. 寺見雅子(編). 摂食・嚥下ケア実践ガイド. 東京: 学研メディカル秀潤社, 2014:48-54.
32. 向井美惠, 鎌倉やよい(編). 摂食・嚥下障害の理解とケア. 東京: 学習研究社, 2003:36-40.
33. 藤島一郎. 脳卒中の摂食・嚥下障害. 第2版. 東京: 医歯薬出版, 1998:90.
34. 国立がん研究センター. 全国共通がん医科歯科連携講習会テキスト(第1版). 2014:52-95.
35. 宮下光令(編). ナーシング・グラフィカ成人看護学⑦緩和ケア. 大阪: メディカ出版, 2014:112-113.
36. 浦部晶夫, 島田和幸, 川合眞一(編). 今日の治療薬 2016. 解説と便覧. 東京: 南江堂, 2016:164, 433-435.
37. Guarneri V, Miles D, Robert N, Diéras V, Glaspy J, Smith I, Thomssen C, Biganzoli L, Taran T, Conte P. Bevacizumab and osteonecrosis of the jaw: incidence and association with bisphosphonate therapy in three large prospective trials in advanced breast cancer. Breast Cancer Res Treat 2010;122(1):181-188.

【付録】

1. 国立がん研究センターがん対策情報センターホームページ. がん情報サービス. 最新がん統計. http://ganjoho.jp/public/statistics/pub/statistics01.html
2. 中川恵一. がんの秘密. 東京: 朝日出版社, 2010.
3. 淀川キリスト教病院ホスピス(編). 緩和ケアマニュアル. 第5版. 大阪: 最新医学社, 2007:29.
4. Lynn J. Perspectives on care at the close of life. Serving patients who may die soon and their families: the role of hospice and other services. JAMA 2001;285(7):925-932.
5. 小川朝生, 内富庸介(編). これだけは知っておきたいがん医療における心のケア. 精神腫瘍学ポケットガイド 東京: 創造出版, 2010:9.
6. 明智龍尾. がん患者が死を考えるとき. In: 松島英介(編). 現代のエスプリ 517. がん患者のこころ. 東京: ぎょうせい, 2010:41-53.
7. 古瀬純司(編著). 消化器がん化学療法看護完全マスター BOOK. 大阪: メディカ出版, 2010:8.
8. 国立がん研究センターがん対策情報センターホームページ. がん情報サービス. 放射線療法総論. http://ganjoho.jp/public/dia_tre/treatment/radiotherapy/radiotherapy.html
9. 笹野公伸, 岡田保典, 石倉浩編. シンプル病理学. 東京: 南江堂, 2009.
10. Radbruch L, Payne S. White Paper on standards and norms for hospice and palliative care in Europe: part1. European Journal of Palliative Care 2009;16(6):278-289.
11. National Institutes of Health. National Institutes of Health state-of-the-science conference statement of improving end-of-life care. 2004. http://consensus.nih.gov/2004/2004EndOfLifeCareSOS024html.htm
12. 恒藤暁. 最新緩和医療学. 大阪: 最新医学社, 1999:24.
13. 日本学術会議臨床医学委員会終末期医療分科会. 終末期医療のあり方について. —亜急性型の終末期について—. 2008. http://www.scj.go.jp/ja/info/kohyo/pdf/kohyo-20-t51-2.pdf
14. 日本緩和医療学会(編). 緩和医療学. 東京: 南江堂, 2014:259-260.

【今日から実践アシストブック チェアサイドで活用編】

1. Lynn J. Perspectives on care at the close of life. Serving patients who may die soon and their families: the role of hospice and other services. JAMA 2001;285(7):925-932.
2. Massie MJ, Holland JC. 正常反応と精神障害. In: Holland JC, Rawland JH(編), 河野博臣, 濃沼信夫, 神代尚芳(監訳). サイコオンコロジー. 東京: メディアサイエンス社, 1993:255-263.

【今日から実践アシストブック 医科歯科連携で活用編】

1. 国立がん研究センター. 全国共通がん医科歯科連携講習会テキスト(第1版). 2014:28.
2. 厚生労働省ホームページ. http://www.mhlw.go.jp/bunya/kenkou/dl/gan-keikaku02.pdf
3. 国立がん研究センター. 全国共通がん医科歯科連携講習会テキスト(第1版). 2014:228.

著者紹介

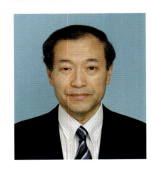

杉 政和　すぎ まさかず

昭和 27 年	金沢市生まれ
昭和 52 年	大阪大学歯学部卒業
昭和 52 年	大阪大学歯学部口腔外科学第 1 講座入局
昭和 63 年	文部省在外研究員としてドイツ連邦共和国ヴュルツブルグ大学口腔顎顔面外科に勤務
平成 2 年	大阪大学講師（歯学部附属病院第 1 口腔外科）
平成 6 年	金沢市にて歯科医院開業
平成 12 年	大阪大学歯学部非常勤講師
平成 25 年	公益社団法人日本歯科医師会学術委員会委員

歯学博士（大阪大学）
公益社団法人日本口腔外科学会認定 口腔外科専門医・口腔外科指導医

平成 8 年より、石川県済生会金沢病院緩和ケア病棟において、ボランティアにて終末期がん患者の口腔症状の診断・治療・ケアのアドバイスなどを行っている。

あなたの歯科医院でもできるがん患者さんの口腔管理
がん患者さんサポートで歯科医療の価値が高まる！

2017 年 4 月 1 日　第 1 版第 1 刷発行

著　　　　杉 政和（すぎ まさかず）
発行人　　畑 めぐみ
発行所　　インターアクション株式会社
　　　　　東京都武蔵野市境南町 2-13-1-202
　　　　　電話　070-6563-4151
　　　　　FAX　042-290-2927
　　　　　web　http://interaction.jp
印刷・製本　シナノ印刷株式会社

ⓒ 2017　インターアクション株式会社　　禁無断転載・複写
Printed in Japan　　　　　　　　　　　　落丁本・乱調本はお取り替えします
ISBN 978-4-909066-01-5 C3047

定価は表紙に表示しています